Nacken strecken

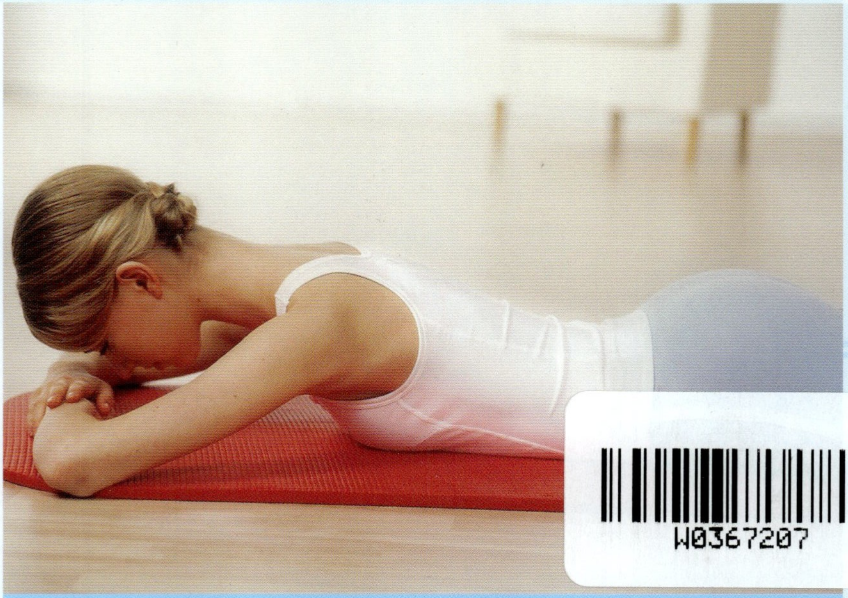

➤ Begeben Sie sich in die Bauchlage. Die Hände liegen übereinander, die Stirn ruht auf den Händen. Ziehen Sie Ihre Ellbogen sanft voneinander weg nach außen.

➤ Atmen Sie zur Vorbereitung in die unteren Rippen. Mit dem Ausatmen aktivieren Sie Beckenboden und Powerhouse, indem Sie den Bauchnabel zur Wirbelsäule bringen, das heißt vom Boden weg bewegen.

➤ Lassen Sie die Schultern nach hinten-unten gleiten und heben Sie den Kopf einige Zentimeter ab. Ihr Blick ruht auf den Händen, der Nacken ist lang, die Schultern sind entspannt. Halten Sie den Po locker und die Ellbogen unbelastet.

➤ Lösen Sie etwaige Verspannungen, indem Sie tief ausatmen. Halten Sie die Position einen entspannten Atemzug lang.

Nacken strecken

Wirkung

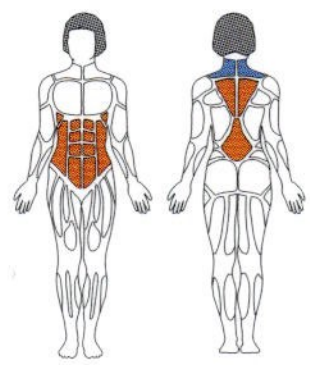

- *Kräftigt die tief liegende Bauch- und Rückenmuskulatur.*
- *Entlastet den Nacken.*
- *Richtet die Wirbelsäule auf.*
- *Eine wunderbare Übung, um abzuschalten.*

Dauer & Wiederholungszahl

- Nicht mehr als sechs bis sieben Wiederholungen. Denn die Stabilisatoren ermüden anfangs schnell, und dann übernehmen die oberflächlicheren Muskeln die Arbeit.

Tipps zum Üben

- Heben Sie den Kopf nur so weit ab, wie Sie Ihr Gesäß locker lassen können.
- Achten Sie darauf, dass Sie kein Gewicht auf den Ellbogen haben. Heben Sie diese zum Test mit abgehobenem Kopf einmal ab. Spannen nun der Po oder die hinteren Oberschenkel an? Dann haben Sie Kopf und Schultern zu weit abgehoben. Reduzieren Sie die Höhe!
- Man neigt dazu, wenn der Kopf abgehoben ist, den Blick zu heben und geradeaus zu schauen. Halten Sie den Blick auf Ihren Händen. Das streckt den Nacken.
- Schließen Sie die Übung mit einem Päckchen (Begleitbuch Kasten Seite 36) ab.

Wann ist Vorsicht geboten?

- Bei erheblichen Bandscheibenproblemen.

Varianten

- **Bei Bandscheibenproblemen:** Einem Stechen im unteren Rücken wirken Sie entgegen, indem Sie ein doppelt gefaltetes Handtuch unter den Rippen platzieren.
- **So wird die Übung schwieriger:** Heben Sie gleichzeitig mit dem Kopf abwechselnd jeweils ein Bein.

Der Pfeil

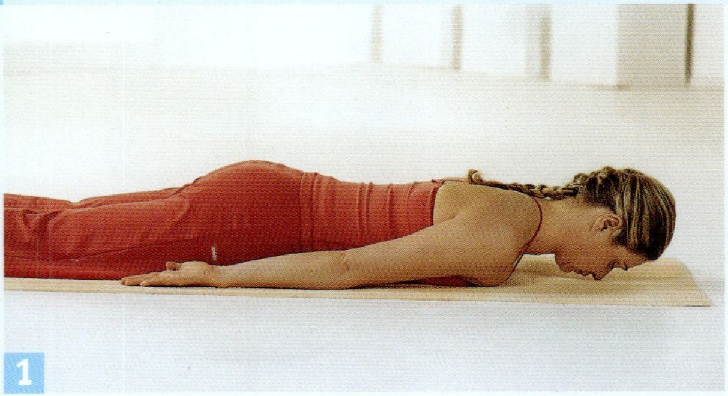

1

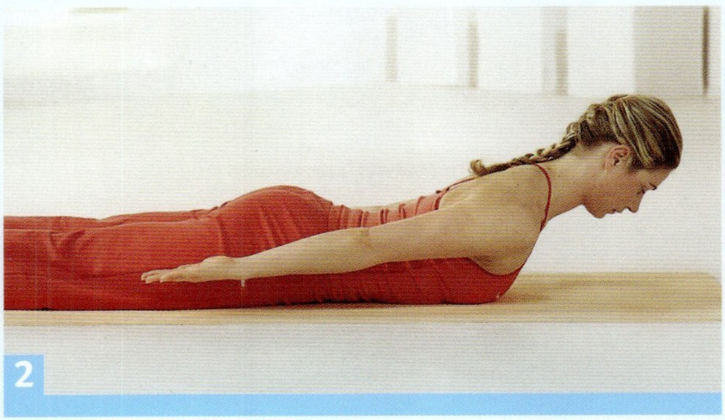

2

➤ Begeben Sie sich in die Bauchlage. Die Arme liegen seitlich am Körper, der Kopf ruht auf der Matte. [1]

➤ Atmen Sie zur Vorbereitung tief in die seitlichen Rippen ein.

➤ Beim Ausatmen ziehen Sie den Nabel nach innen, verlängern Ihre Wirbelsäule nach oben und heben dann Arme, Brustbein, Schultern und Kopf gleichzeitig vom Boden. Zusätzlich ziehen Sie Schultern, Arme und Finger in Richtung Zehen. Stellen Sie sich vor, ein Pfeil zu sein, der mit hoher Geschwindigkeit durch die Lüfte braust. Fühlen Sie, wie die Luft, die Sie durchschneiden, mit unglaublicher Kraft an Ihrem Körper entlangströmt. Auf diese Weise werden Ihre Schultern und Arme in Richtung Zehen gezogen. [2]

➤ Beim Einatmen senken Sie den Oberkörper wieder langsam und kontrolliert ab und lösen die Spannung im Körper für einen Moment – die Bauchspannung zuletzt. Geübte können versuchen, die Bauchspannung durchgehend zu halten.

Der Pfeil

Wirkung

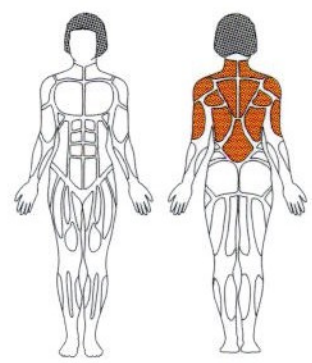

➤ *Kräftigt Rücken- und Schultermuskulatur.*
➤ *Strafft die Rückseite der Oberarme.*

Dauer & Wiederholungszahl

➤ Fünf bis zwölf Wiederholungen je nach Trainingslevel.
➤ Üben Sie nur so lange, wie Sie Ihren Bauchnabel auch wirklich aktiv nach innen gezogen halten können.

Tipps zum Üben

➤ Heben Sie einmal den Oberkörper ab, ohne den Nabel nach innen zu ziehen. Was merken Sie? Sie können den Oberkörper nun viel höher anheben, die Übung ist weniger anstrengend. Jedoch belasten Sie Ihre Wirbelsäule dabei. Wenn Sie den Nabel wirklich nach innen gezogen lassen, kommen Sie nur wenige Zentimeter hoch, und die Übung ist sehr anstrengend. Genau so soll es sein.

Wann ist Vorsicht geboten?

➤ Bei allen akuten, schmerzhaften Rückenbeschwerden.

Varianten

➤ **So wird die Übung einfacher:** Bevor Sie den »Pfeil« angehen, sollten Sie unbedingt zunächst die »Small Arches« (Karte 4) beherrschen. Auch wenn Sie einmal sehr müde sind, ist es sinnvoll, auf diese etwas einfachere Variante mit abgelegten Unterarmen zurückzugreifen.
➤ **So wird die Übung schwieriger:** Heben Sie gleichzeitig mit dem Kopf im Wechsel jeweils ein Bein wenige Zentimeter vom Boden hoch.

Der Stern

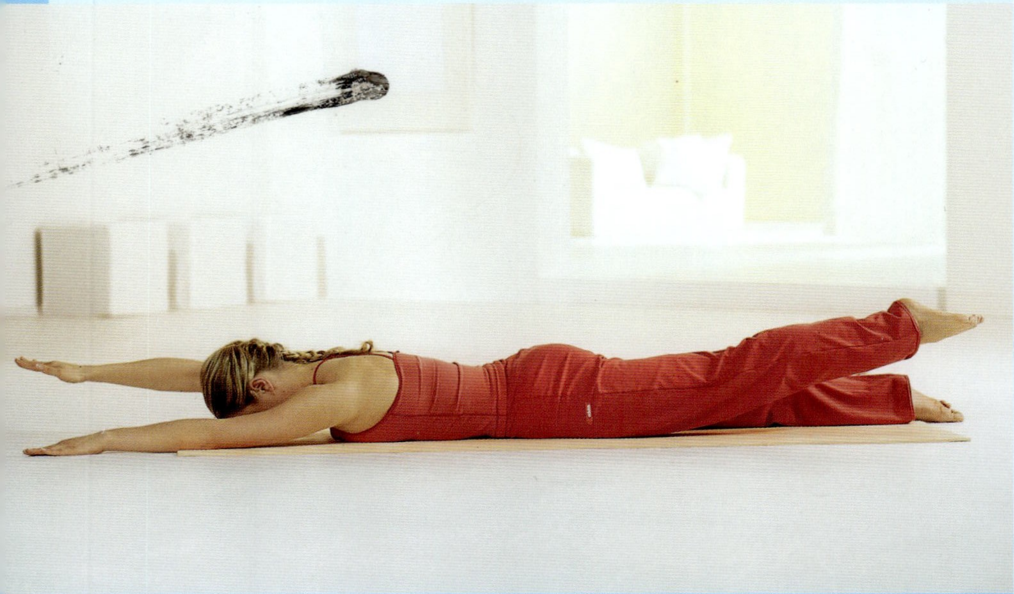

➤ Bauchlage. Die Stirn ruht auf dem Boden. Strecken Sie die Arme über dem Kopf aus und legen Sie sie auf dem Boden ab. Atmen Sie zur Vorbereitung tief ein.

➤ Mit dem Ausatmen ziehen Sie den Nabel nach innen. Gleichzeitig verlängern Sie den rechten Arm nach oben, das linke Bein nach unten und heben dann beide wenige Zentimeter vom Boden. Stellen Sie sich vor, Sie sind ein Stern, der längere Strahlen bekommen möchte, um mehr Licht zu verbreiten. Sie ziehen Ihre Strahlen immer diagonal –rechter Arm, linkes Bein und umgekehrt – in die Länge. Beim Einatmen legen Sie Arm und Bein wieder ab.

➤ Beim nächsten Ausatmen wiederholen Sie das Ganze mit dem linken Arm und dem rechten Bein. Mit dem Einatmen senken Sie beide wieder ab.

Der Stern

Wirkung

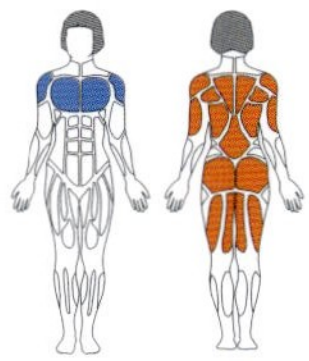

- *Kräftigt Rücken-, Schulter- und Gesäßmuskulatur.*
- *Dehnt den Brustmuskel.*

Dauer & Wiederholungszahl

- Wiederholen Sie die gesamte Übungsfolge vier- bis achtmal.
- Üben Sie nur so lange, wie Sie Ihren Bauchnabel wirklich aktiv nach innen gezogen halten können.

Tipps zum Üben

- Achten Sie darauf, den Rumpf ruhig zu halten. Sehr leicht passiert es nämlich, dass das Becken sich zu der Seite aufdreht, auf der das Bein angehoben wird. Genauso kippt der Schultergürtel gern, wenn ein Arm den Boden verlässt. Beide – Becken und Schultergürtel – sollen aber während der gesamten Übung parallel zum Boden bleiben!

Wann ist Vorsicht geboten?

- Bei allen akuten, schmerzhaften Rückenbeschwerden.

Varianten

Folgende vereinfachte Varianten helfen, die richtige Körperposition bewusst zu spüren und mit der Zeit zu automatisieren.

- **Stern – Arme:** Heben Sie nacheinander mit dem Ausatmen den rechten und dann den linken Arm. Achten Sie darauf, den Arm in die Länge zu ziehen, die Schulter jedoch nach unten, Richtung Becken wandern zu lassen. Beide Schultern sind parallel zum Boden. Die Beine bleiben liegen.
- **Stern – Beine:** Heben Sie abwechselnd das linke und das rechte Bein vom Boden hoch. Achten Sie darauf, den Nabel nach innen gezogen und das Becken parallel zum Boden zu halten. Die Arme bleiben liegen.

Small Arches

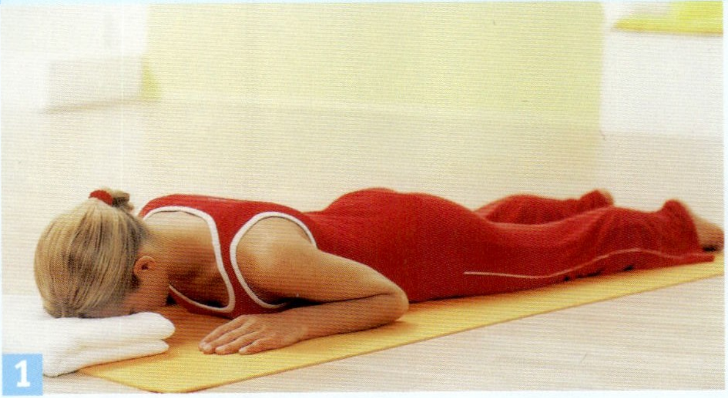

1

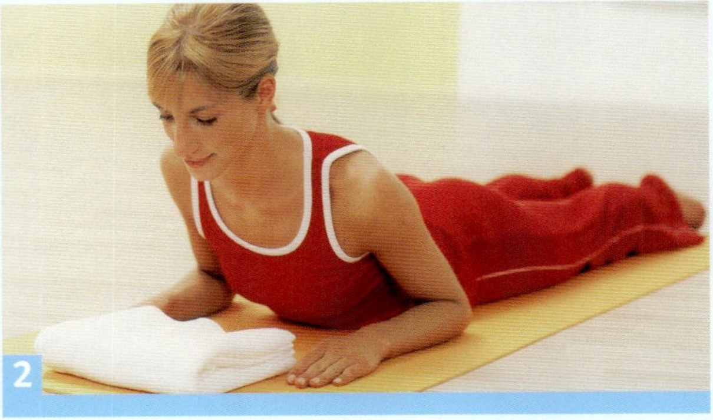

2

➤ Bauchlage. Die Stirn liegt auf einem Handtuch, die Hände sind neben den Schultern aufgestellt. Ziehen Sie die Ellbogen dicht an den Brustkorb, sodass Sie die Arme direkt neben den Rippen spüren. [1]

➤ Aktivieren Sie mit dem Ausatmen Ihr Powerhouse.

➤ Lassen Sie die Schulterblätter am Rücken entlang in Richtung Füße gleiten, also nach hinten-unten, und heben Sie mit langem Nacken den Kopf an.

➤ Geben Sie einen leichten Druck auf Hände und Ellbogen und schälen Sie nacheinander den Kopf und den Oberkörper vom Boden ab, die Ellbogen bleiben mit dem Boden verbunden. [2]

➤ Halten Sie den Bauch die ganze Zeit flach und ziehen Sie sich im Nacken lang heraus.

➤ Halten Sie diese Position ein bis zwei Sekunden lang, danach legen Sie den Kopf ab und beginnen erneut.

Small Arches

Wirkung

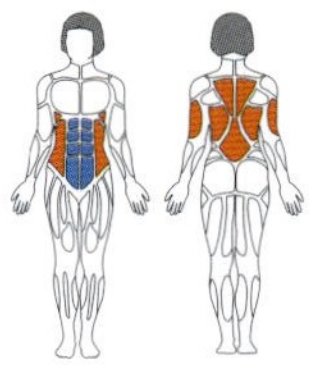

- *Kräftigt die tief liegende Bauch- und Rückenmuskulatur, die Rückenstreckergruppe und den hinteren Oberarm.*
- *Mobilisiert die Wirbelsäule und richtet sie auf.*

Dauer & Wiederholungszahl

- Nicht mehr als drei bis vier Wiederholungen. Eine Extension (= Streckung) der oberen Wirbelsäule ist zwar gesund, sollte jedoch nicht übertrieben werden.

Tipps zum Üben

- Wichtig: Spannen Sie die Bauchmuskeln während der gesamten Übung fest an.
- Um unnötigen Druck auf die Lendenwirbelsäule zu vermeiden, geben Sie bewusst Druck auf die Ellbogen und Unterarme.
- Ziehen Sie die Wirbelsäule vom Kopf aus lang heraus, so als hätten Sie eine Krone auf dem Kopf und wollten diese stolz präsentieren.

Wann ist Vorsicht geboten?

- Bei Problemen mit der Bandscheibe, vor allem im Lendenwirbelbereich.
- Bei massiven Nackenproblemen.

Varianten

- **Bei Bandscheibenproblemen:** Die Übung »Nacken strecken« (Karte 1) ist für Sie eine sinnvolle Alternative.
- **So wird die Übung schwieriger:** Stellen Sie die Arme weiter außen auf, die Hände nicht auf Schulterhöhe, sondern auf Kopfhöhe platziert. Verlagern Sie das Gewicht auf die Hände und heben Sie Kopf und Oberkörper ab, bis die Arme lang gestreckt sind. Halten Sie das Powerhouse auf jeden Fall die ganze Zeit fest und die Schultern weit weg von den Ohren.

The Hundreds

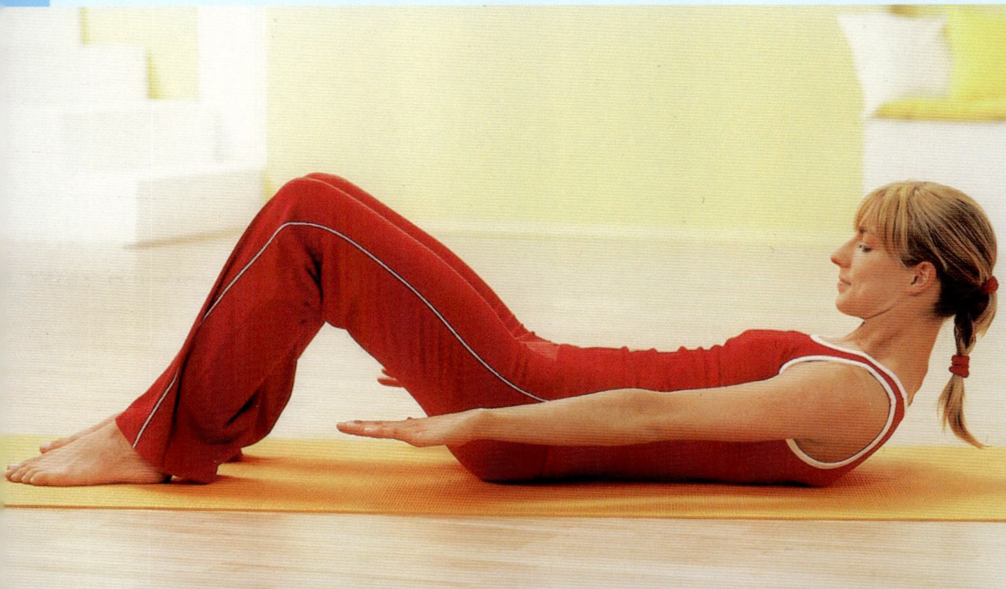

➤ Neutrale Position. Legen Sie sich auf den Rücken und stellen Sie die Füße hüftbreit (zirka 15 Zentimeter) voneinander entfernt auf. Das Becken ist entspannt, die Arme ruhen neben dem Körper. Aktivieren Sie mit dem Ausatmen Ihr Powerhouse, indem Sie den Beckenboden hoch- und den Bauchnabel nach innen ziehen.

➤ Führen Sie das Kinn zum Brustbein, dadurch hebt sich der Kopf. Gleichzeitig strecken Sie die Fingerspitzen lang heraus in Richtung Füße, die Arme heben ab.

➤ Halten Sie das Powerhouse stabil, atmen Sie entspannt weiter und pumpen Sie mit Druck mit den lang gestreckten Armen zum Boden, ganz so als wollten Sie die Luft nach unten wegdrücken.

➤ Der Blick ruht zwischen den Füßen, der Nacken ist locker, die Schultern sind weit und offen.

The Hundreds

Wirkung

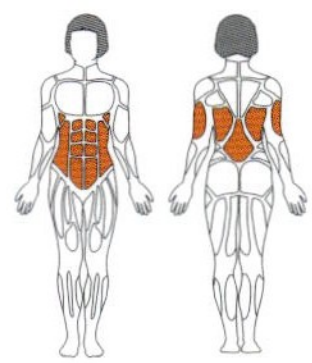

- *Kräftigt den Beckenboden und die komplette Bauchmuskulatur.*
- *Trainiert die hinteren Oberarme und die Schulterstabilisatoren.*

Dauer & Wiederholungszahl

- Pumpen Sie mit den Armen fünfmal mit dem Ausatmen, fünfmal mit dem Einatmen.
- Starten Sie mit vier Sätzen à fünfmal Pumpen und steigern Sie sich, bis Sie hundert (»The Hundreds«) erreichen.

Tipps zum Üben

- Achten Sie auf größtmögliche Entspannung in den Oberschenkeln und im Schulterbereich.
- Machen Sie die Selbstkontrolle: Können Sie die Oberschenkel ein wenig »loslassen«? Umso mehr muss der Bauch arbeiten. Ist Ihr Nacken entspannt?
- Halten Sie den Schultergürtel weit und offen. Schieben Sie dafür die Hände bewusst lang in Richtung Füße und drücken Sie die Schultern herunter in Richtung Boden.
- Der Bauch sollte während der ganzen Übung flach sein.

Wann ist Vorsicht geboten?

- Bei Nackenbeschwerden.
- Bei Bandscheibenproblemen.
- Bei dauerhaften Verspannungen im Schulterbereich.

Varianten

- **Bei Nackenproblemen:** Sie sollten auf die Pumpbewegung verzichten, nur die Aufrollbewegung ausführen und die Hände in Richtung Füße schieben. Drei bis vier Wiederholungen. Das reicht!
- **So wird die Übung schwieriger:** Heben Sie die Beine ab und strecken Sie sie nach oben in Richtung Decke.

Single Leg Stretch

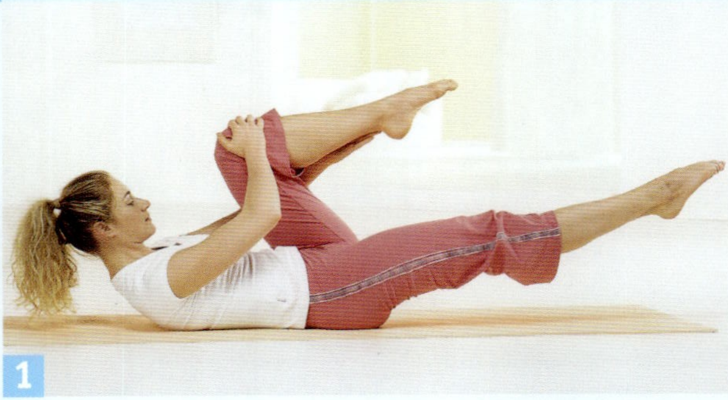

1

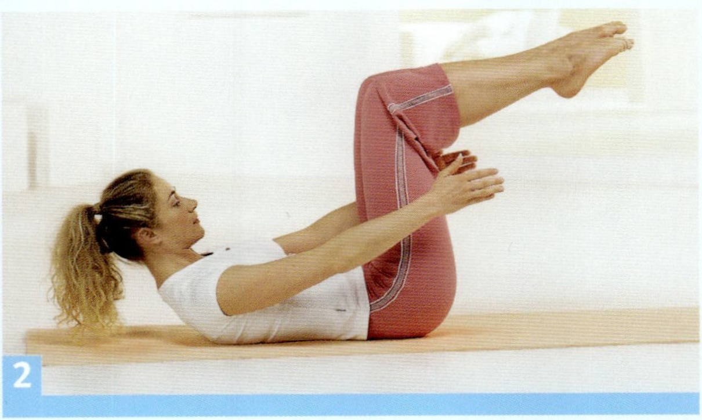

2

➤ Rückenlage. Ziehen Sie die Knie zur Brust. Kopf und Arme ruhen am Boden. Zur Vorbereitung einatmen. Beim Ausatmen ziehen Sie den Nabel zur Wirbelsäule und rollen Kopf, Schultern und Schulterblätter vom Boden ab. Gleichzeitig strecken Sie das rechte Bein nach vorn. Das linke Bein bleibt am Körper. Strecken Sie den linken Arm ebenfalls nach vorn und legen Sie die linke Hand außen auf den linken Fußknöchel. Die rechte Hand fasst an die Innenseite des angezogenen linken Knies. [1]

➤ Beim Einatmen ziehen Sie das rechte Bein an den Körper und lösen die Hände vom linken Bein. [2]

➤ Nun wird gewechselt: Mit dem Ausatmen strecken Sie das linke Bein nach vorn. Das rechte Bein bleibt angezogen, und Sie legen die rechte Hand an den Fußknöchel, die linke innen ans Knie. Mit dem Einatmen ziehen Sie das linke Bein wieder zum Körper und lösen die Hände vom rechten Bein.

➤ Um die Übung zu beenden, ziehen Sie die Beine zum Körper heran, rollen den Oberkörper langsam auf den Boden und legen die Beine ab.

Single Leg Stretch

Wirkung

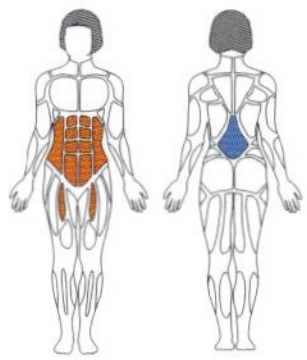

- *Kräftigt die Bauchmuskulatur.*
- *Aktiviert die Hüftbeugemuskulatur.*
- *Verbessert die Koordination.*
- *Dehnt den Rückenstrecker.*

Dauer & Wiederholungszahl

- Strecken Sie jedes Bein drei- bis zehnmal nach vorn aus, je nach Trainingslevel.

Tipps zum Üben

- Üben Sie nur so lange, wie Sie Ihren Bauchnabel wirklich aktiv nach innen gezogen halten können.
- Lassen Sie den Oberkörper konstant hochgerollt und den Bauchnabel nach innen gezogen. Ihr Bauch sollte sich nicht nach außen wölben.
- Wenn Sie ein Bein nach vorn strecken, achten Sie darauf, weiterhin Kontakt zwischen Rücken und Boden zu spüren.

Wann ist Vorsicht geboten?

- Bei Schmerzen in den Hüften oder Leisten.
- Bei Nackenproblemen.

Varianten

- **So wird die Übung schwieriger:** Drücken Sie die Hände außen am Knöchel und innen am Knie gegen das angezogene Bein. Ließen Sie das angezogene Bein locker, würde sich das Knie nach außen und der Fuß nach innen drehen. Verhindern Sie das! Das angezogene Bein muss gerade bleiben. Um dem Druck der Hände zu widerstehen, müssen Sie zusätzlich Spannung aufbauen. So trainieren Sie auch die Beininnenseiten und die Gesäßmuskulatur.
- **Bei Nackenproblemen:** Schultern und Kopf bleiben am Boden. Führen Sie nur die Arm- und Beinbewegungen aus. Der untere Rücken darf nicht vom Boden abheben.

Armkreisende Bauchübung

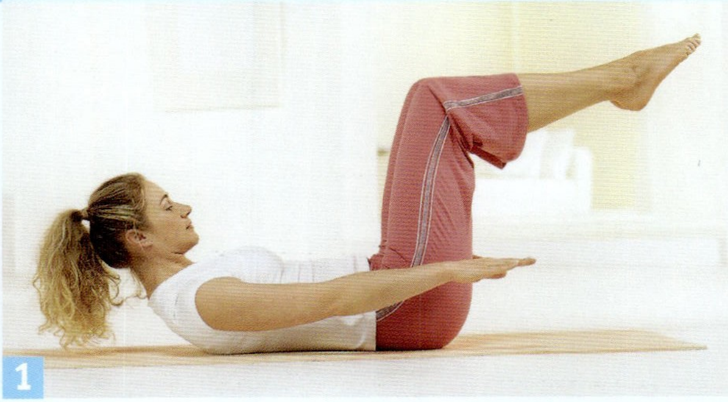

1

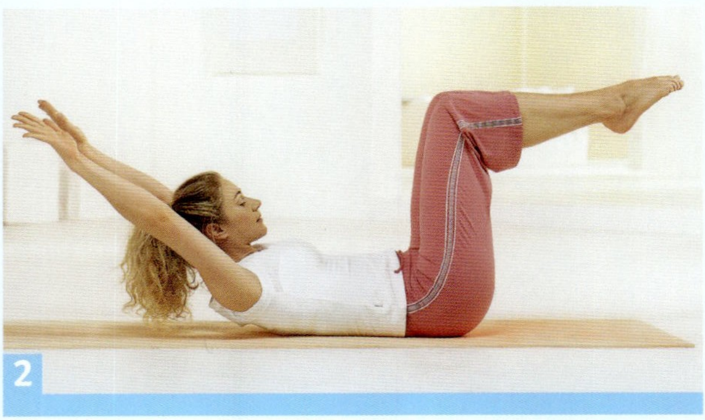

2

➤ Rückenlage. Ziehen Sie die Knie zur Brust, die Beine sind hüftbreit geöffnet. Kopf und Arme ruhen am Boden. Atmen Sie zur Vorbereitung ein.

➤ Ziehen Sie beim Ausatmen den Nabel zur Wirbelsäule und rollen Sie Kopf, Schultern und Schulterblätter vom Boden hoch. Verlängern Sie gleichzeitig die Arme in Richtung Fingerspitzen und heben Sie die gestreckten Arme etwas vom Boden ab. Bleiben Sie beim Einatmen in dieser Position. [1]

➤ Ziehen Sie mit dem Ausatmen noch einmal ganz bewusst den Nabel nach innen. Führen Sie zugleich die gestreckten Arme in einem weiten Bogen gerade nach oben und über den Kopf. Achten Sie darauf, dass der Oberkörper dabei schön hochgerollt bleibt! [2]

➤ Beim Einatmen bringen Sie die gestreckten Arme in einem weiten Bogen über die Seite wieder in die Ausgangsposition.

➤ Wenn Sie die gewünschte Wiederholungszahl erreicht haben, rollen Sie den Oberkörper langsam auf den Boden zurück und stellen die Beine, eins nach dem anderen, wieder auf.

Armkreisende Bauchübung

Wirkung

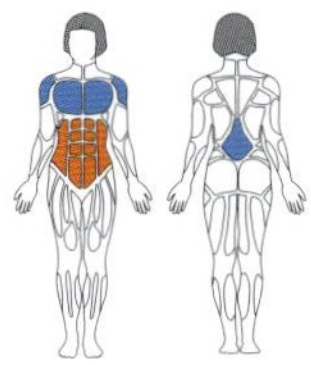

- *Kräftigt die Bauchmuskulatur.*
- *Mobilisiert das Schultergelenk.*
- *Dehnt eine stark verkürzte Brustmuskulatur.*
- *Dehnt den Rückenstrecker.*

Dauer & Wiederholungszahl

- Lassen Sie den Oberkörper hochgerollt, während Sie vier bis zwölf Armkreise durchführen.

Tipps zum Üben

- Lassen Sie den Oberkörper konstant hochgerollt und den Bauchnabel nach innen gezogen. Ihr Bauch sollte sich nicht nach außen wölben.
- Achten Sie darauf, nicht ins Hohlkreuz zu fallen, wenn Sie die Arme nach hinten bewegen. Arbeiten Sie mit Ihrer Bauchmuskulatur aktiv dagegen, um die neutrale Beckenposition beizubehalten.

Wann ist Vorsicht geboten?

- Bei Bandscheibenproblemen.
- Bei Beschwerden im Nackenbereich.
- Bei hyperflexiblen Schultergelenken.

Varianten

- **So wird die Übung einfacher:** Lassen Sie anfangs die Beine hüftbreit am Boden aufgestellt. Das entlastet die Bauchmuskeln.
- **So wird die Übung schwieriger:** Strecken Sie beide Beine lang gestreckt zur Decke (»Double Leg Stretch«, Karte 37). Ihr unterer Rücken schmiegt sich sanft dem Boden an. So werden die Bauchmuskeln stärker gefordert und zusätzlich die vorderen Oberschenkel gekräftigt.

Armkreisende Bauchübung

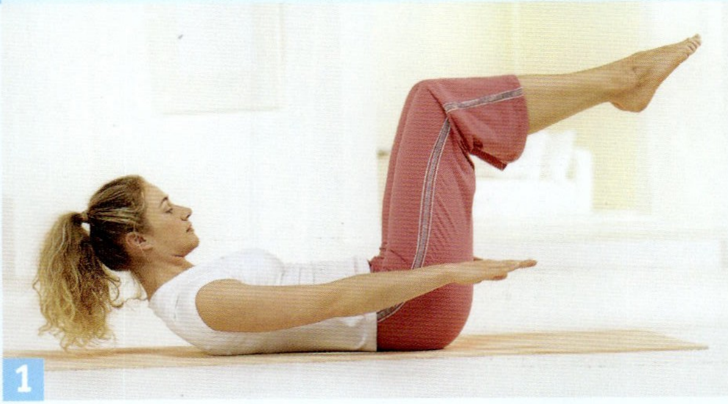

1

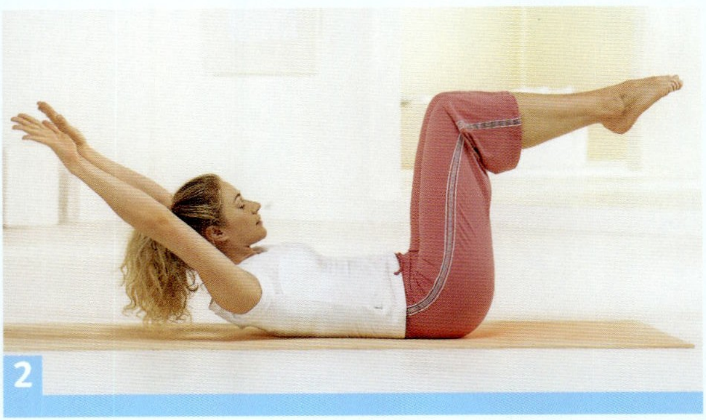

2

➤ Rückenlage. Ziehen Sie die Knie zur Brust, die Beine sind hüftbreit geöffnet. Kopf und Arme ruhen am Boden. Atmen Sie zur Vorbereitung ein.

➤ Ziehen Sie beim Ausatmen den Nabel zur Wirbelsäule und rollen Sie Kopf, Schultern und Schulterblätter vom Boden hoch. Verlängern Sie gleichzeitig die Arme in Richtung Fingerspitzen und heben Sie die gestreckten Arme etwas vom Boden ab. Bleiben Sie beim Einatmen in dieser Position. [1]

➤ Ziehen Sie mit dem Ausatmen noch einmal ganz bewusst den Nabel nach innen. Führen Sie zugleich die gestreckten Arme in einem weiten Bogen gerade nach oben und über den Kopf. Achten Sie darauf, dass der Oberkörper dabei schön hochgerollt bleibt! [2]

➤ Beim Einatmen bringen Sie die gestreckten Arme in einem weiten Bogen über die Seite wieder in die Ausgangsposition.

➤ Wenn Sie die gewünschte Wiederholungszahl erreicht haben, rollen Sie den Oberkörper langsam auf den Boden zurück und stellen die Beine, eins nach dem anderen, wieder auf.

Armkreisende Bauchübung

Wirkung

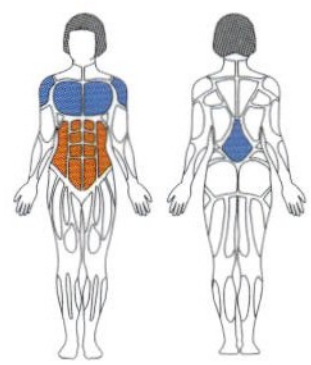

- *Kräftigt die Bauchmuskulatur.*
- *Mobilisiert das Schultergelenk.*
- *Dehnt eine stark verkürzte Brustmuskulatur.*
- *Dehnt den Rückenstrecker.*

Dauer & Wiederholungszahl

- Lassen Sie den Oberkörper hochgerollt, während Sie vier bis zwölf Armkreise durchführen.

Tipps zum Üben

- Lassen Sie den Oberkörper konstant hochgerollt und den Bauchnabel nach innen gezogen. Ihr Bauch sollte sich nicht nach außen wölben.
- Achten Sie darauf, nicht ins Hohlkreuz zu fallen, wenn Sie die Arme nach hinten bewegen. Arbeiten Sie mit Ihrer Bauchmuskulatur aktiv dagegen, um die neutrale Beckenposition beizubehalten.

Wann ist Vorsicht geboten?

- Bei Bandscheibenproblemen.
- Bei Beschwerden im Nackenbereich.
- Bei hyperflexiblen Schultergelenken.

Varianten

- **So wird die Übung einfacher:** Lassen Sie anfangs die Beine hüftbreit am Boden aufgestellt. Das entlastet die Bauchmuskeln.
- **So wird die Übung schwieriger:** Strecken Sie beide Beine lang gestreckt zur Decke (»Double Leg Stretch«, Karte 37). Ihr unterer Rücken schmiegt sich sanft dem Boden an. So werden die Bauchmuskeln stärker gefordert und zusätzlich die vorderen Oberschenkel gekräftigt.

Bauchübung mit Beinstreckung

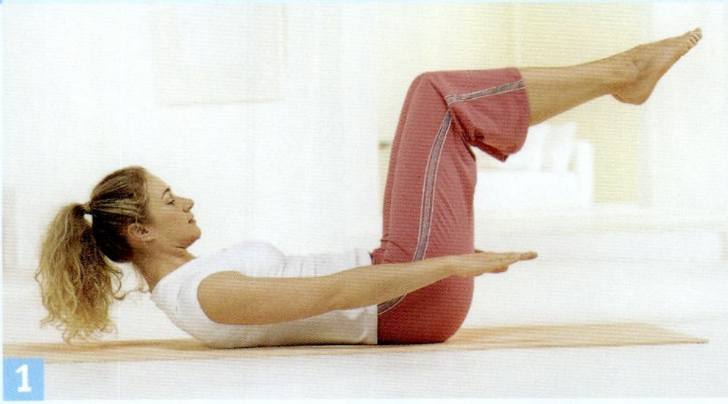

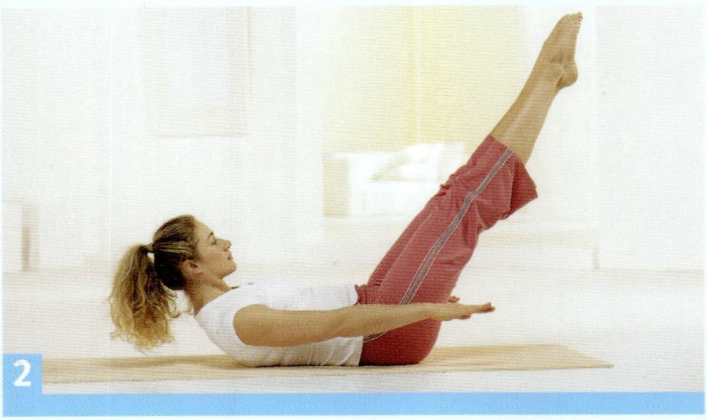

➤ Rückenlage. Ziehen Sie die Knie zur Brust, die Beine sind hüftbreit geöffnet. Kopf und Arme ruhen am Boden. Atmen Sie zur Vorbereitung ein.

➤ Ziehen Sie beim Ausatmen den Nabel zur Wirbelsäule und rollen Sie Kopf, Schultern und Schulterblätter vom Boden ab. Verlängern Sie die Arme in Richtung Fingerspitzen und heben Sie sie gestreckt ein Stück vom Boden ab. [1]

➤ Bleiben Sie beim Einatmen in dieser Position.

➤ Ziehen Sie mit dem Ausatmen noch einmal bewusst den Nabel nach innen. Strecken Sie zugleich beide Beine nach vorn aus. [2] Je weiter Sie die Beine nach oben strecken, umso leichter, je weiter Sie sie absenken, umso schwieriger ist die Übung. Wählen Sie einen Winkel, bei dem Sie es schaffen, den unteren Rücken auf dem Boden zu spüren. So trainieren Sie rückenschonend.

➤ Beim Einatmen ziehen Sie die Beine wieder zum Körper heran. Um die Übung zu beenden, den Oberkörper langsam auf den Boden rollen und die Beine ablegen.

Bauchübung mit Beinstreckung

Wirkung

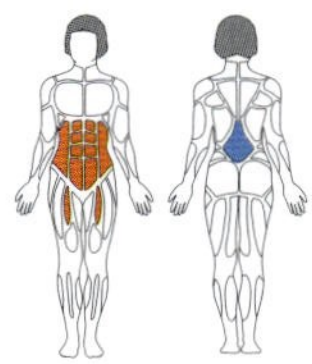

- *Kräftigt die Bauchmuskulatur.*
- *Aktiviert die Hüftbeugemuskulatur.*

Wann ist Vorsicht geboten?

- Bei Bandscheibenproblemen.
- Bei Beschwerden im Nackenbereich.
- Bei Schmerzen in den Hüften oder Leisten.

Dauer & Wiederholungszahl

- Lassen Sie den Oberkörper hochgerollt und führen Sie vier bis zwölf solcher Beinstreckungen durch.

Tipps zum Üben

- Lassen Sie den Oberkörper konstant hochgerollt und den Bauchnabel nach innen gezogen. Ihr Bauch sollte sich nicht nach außen wölben.
- Achten Sie darauf, nicht ins Hohlkreuz zu fallen, wenn Sie die Beine strecken. Arbeiten Sie mit Ihrer Bauchmuskulatur aktiv dagegen, um die neutrale Beckenposition beizubehalten.

Varianten

- **So wird die Übung einfacher:** Strecken Sie die Beine fast senkrecht nach oben aus. Dadurch wird die Bauchmuskulatur etwas weniger beansprucht.
- **So wird die Übung schwieriger:** Strecken Sie die Beine statt nach oben eher nach vorn aus. Je näher die Beine dem Boden kommen, umso schwieriger wird die Übung, umso mehr müssen die Bauchmuskeln arbeiten. Es wird nun besonders anstrengend, dem Hohlkreuz nicht nachzugeben. Sie sollten unbedingt den Kontakt zwischen Boden und unterem Rücken spüren!

Leg Pulls
(Vorbereitung)

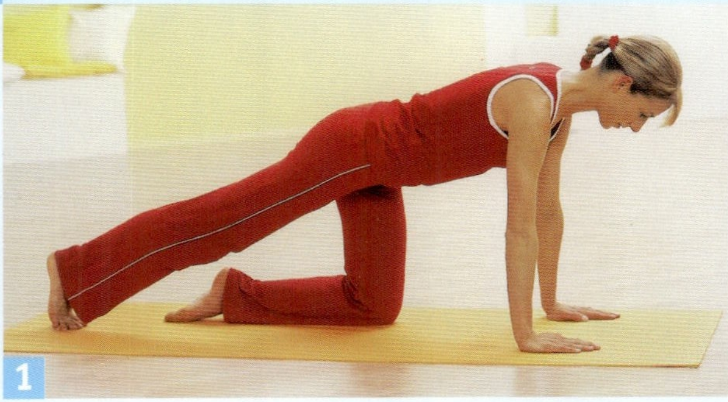

1

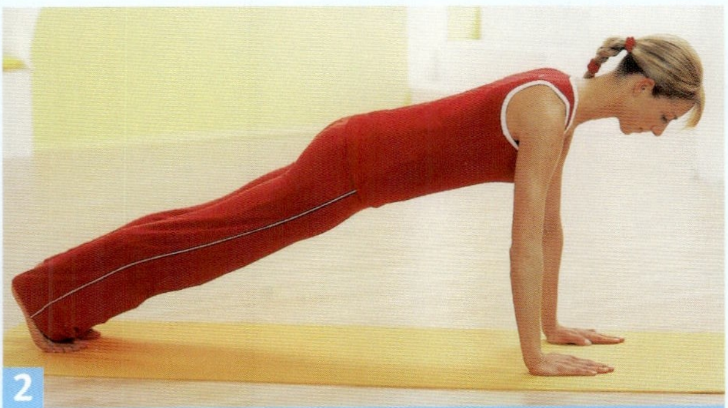

2

➤ Begeben Sie sich in den Vierfüßlerstand. Stellen Sie die Arme schulterbreit, die Beine hüftbreit auf. Die Fingerspitzen zeigen nach vorn.

➤ Drücken Sie die Handballen sanft in den Boden, sodass sich Nacken und Arme strecken und sich die Wirbelsäule auf Nacken- und Brustkorbhöhe etwas hebt. Ihr Blick geht zwischen den Fingerspitzen gerade auf den Boden.

➤ Mit dem Ausatmen aktivieren Sie Ihr Powerhouse, geben einen leichten Druck auf den rechten Fuß und schieben ihn am Boden entlang nach hinten heraus, bis der Fuß abhebt und Sie Zehen und Fußballen aufstellen können. [1]

➤ Halten Sie Ihr Powerhouse aktiv und schieben Sie auch das zweite Bein nach hinten raus, sodass Sie die Liegestützposition innehaben. [2]

➤ Ziehen Sie nun mit aktivem Powerhouse erst das rechte Knie und dann das linke Knie wieder zu sich zurück. Strecken Sie jetzt das andere Bein genauso nach hinten.

Leg Pulls
(Vorbereitung)

Wirkung

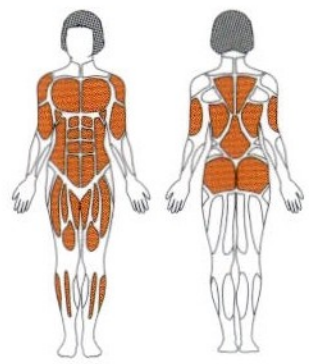

- *Eine hervorragende Ganzkörperkräftigung.*
- *Kräftigt die komplette Bauch- und Rückenmuskulatur.*
- *Stärkt Arme und Oberschenkel.*

Dauer & Wiederholungszahl

- Je Seite vier bis sechs Wiederholungen, abwechselnd mit dem linken und dem rechten Bein.

Tipps zum Üben

- Achten Sie darauf, dass Ihr Schultergürtel während der Übung nicht in sich zusammensackt.
- Halten Sie den Blick zwischen Ihren Händen. Man neigt dazu, den Füßen hinterherzuschauen. Das belastet den Schultergürtel.
- Beobachten Sie sich in der Ausgangsposition: Wo spüren Sie am meisten Gewicht? Verlagern Sie es auf die Knie. Sie sind stärker als die Schultern.
- Ein Spiegel hilft Ihnen zu kontrollieren, ob sich Ihr Becken in einer Linie mit Kopf und Fersen befindet. Senken Sie das Becken.
- Sticht es in der Lendenwirbelsäule? Dann kippen Sie das Becken etwas nach hinten, indem Sie den Po stärker mitarbeiten lassen.

Wann ist Vorsicht geboten?

- Bei Bandscheibenproblemen in der Lendenwirbelsäule.
- Bei schwachen Handgelenken.

Varianten

- **Bei schwachen Handgelenken:** Stützen Sie die Unterarme auf einen Stuhl auf. Stellen Sie den Stuhl gegen eine Wand, so kann er nicht wegrutschen. Geben Sie bewusst Druck auf die Unterarme, damit sich die Wirbelsäule hebt.
- **Wer es anspruchsvoller haben möchte:** Wählen Sie die Übung »Leg Pulls Down« (Karte 40).

Seitliches Beinheben (Torpedo)

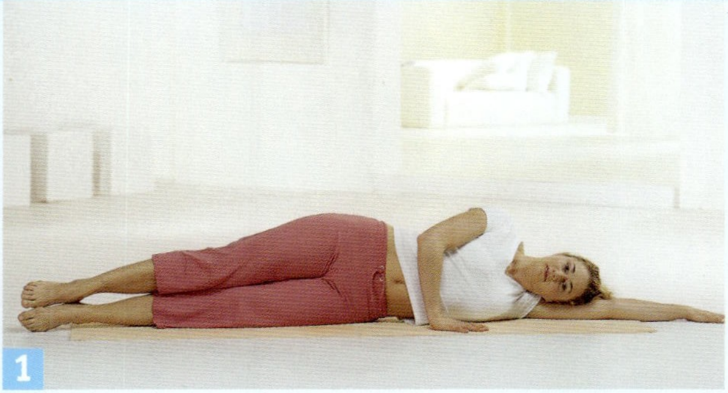

1

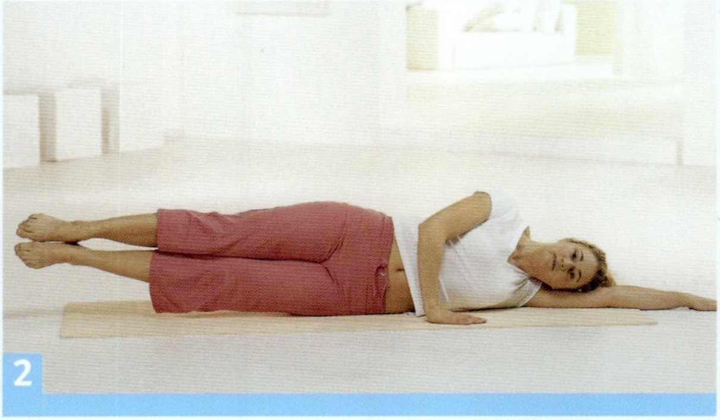

2

➤ Begeben Sie sich in die Seitlage. Strecken Sie den unteren Arm in Verlängerung des Rumpfes lang aus, der Kopf ruht entspannt auf dem Oberarm. Die Beine sind lang nach unten und leicht nach vorn ausgestreckt. Mit dem oberen Arm stützen Sie sich vor dem Körper auf Höhe der unteren Rippen zur Stabilisation leicht ab. Die Schultern sind weit weg von den Ohren. [1]

➤ Atmen Sie zur Vorbereitung ein. Ziehen Sie beim Ausatmen den Nabel nach innen, ziehen Sie Ihren Körper in die Länge und heben Sie beide Beine gleichzeitig vom Boden ab – so hoch Sie können (etwa 15 bis 20 Zentimeter). Das Becken bleibt dabei gerade und stabil. [2]

➤ Mit dem Einatmen legen Sie die Beine wieder auf dem Boden ab.

➤ Nach der gewünschten Wiederholungszahl Seitenwechsel.

Seitliches Beinheben (Torpedo)

Wirkung

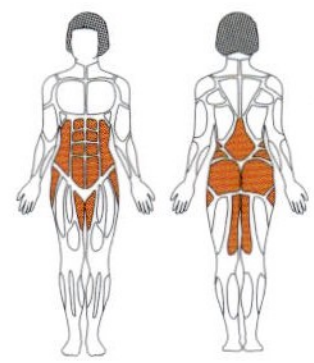

- *Kräftigt die Oberschenkelaußen- und -innenseiten sowie den unteren Rückenstrecker.*
- *Kräftigt Gesäß-, Bauch- und Taillenmuskulatur.*

Dauer & Wiederholungszahl

- Heben und senken Sie die Beine vier- bis zwölfmal. Anschließend Seitenwechsel.

Tipps zum Üben

- Wenn Sie die Beine abheben, achten Sie darauf, Ihr Becken in der Ausgangsposition zu lassen und weder nach vorn noch nach hinten zu kippen.

Wann ist Vorsicht geboten?

- Bei Bandscheibenproblemen.
- Bei Schmerzen in Hüften oder Leisten.

Varianten

- **So wird die Übung einfacher:** Lassen Sie das untere Bein auf dem Boden liegen, während Sie nur das obere Bein einige Male heben und senken. Dann legen Sie das obere Bein angewinkelt vor dem Körper ab. Achten Sie darauf, dabei mit der Hüfte nicht nach vorn zu kippen. Und nun heben und senken Sie nur das untere gestreckte Bein. So kräftigen Sie erst einmal isoliert Ihre Beinmuskulatur und bereiten sich optimal auf die eigentliche Übung vor.
- **So wird die Übung schwieriger:** Heben Sie die Beine hoch und halten Sie sie für einige Sekunden oben, bevor Sie sie wieder auf dem Boden ablegen. Atmen Sie währenddessen gleichmäßig weiter. Geübte können statt des »Torpedos« die »Nixe« (Karte 11) machen.

Die Nixe

11

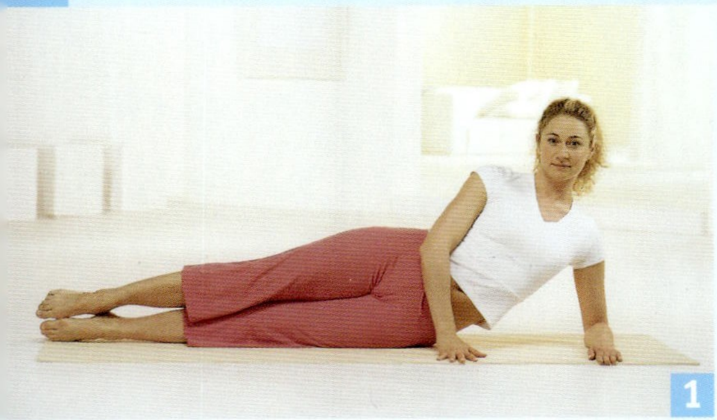

1

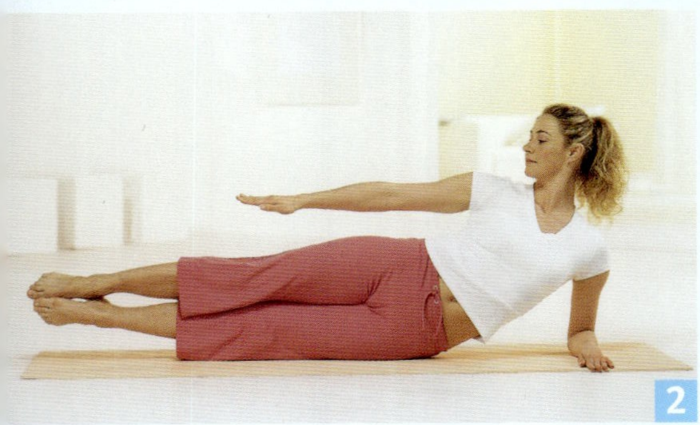

2

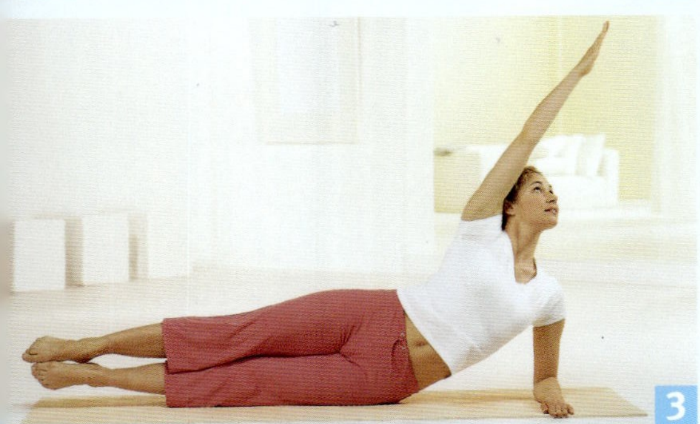

3

➤ Seitlage. Stützen Sie sich auf dem Unterarm ab. Der Ellbogen befindet sich direkt unter dem Schultergelenk. Legen Sie die obere Hand zur Stabilisation vor dem Körper auf den Boden. [1]

➤ Atmen Sie zur Vorbereitung ein. Ziehen Sie mit dem Ausatmen den Nabel nach innen und heben Sie beide Beine vom Boden.

➤ Bleiben Sie beim Einatmen in dieser Position und lösen Sie die vordere Hand vom Boden. Strecken Sie den Arm entlang des Körpers aus und verfolgen Sie die Hand mit Ihrem Blick. [2]

➤ Beim Ausatmen führen Sie den gestreckten Arm in einem weiten Bogen bis über den Kopf. Der Blick folgt wiederum der Hand. [3]

➤ Mit dem Einatmen führen Sie den Arm in weitem Bogen wieder zurück an die Körperseite. Schauen Sie der Hand nach.

➤ Die Beine sind die ganze Zeit abgehoben, der Nabel ist nach innen gezogen, die Wirbelsäule lang.

Wirkung

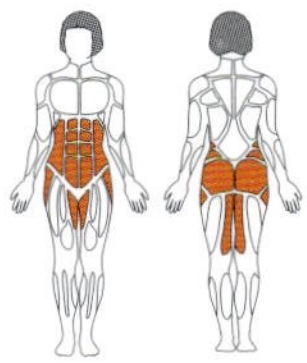

- *Kräftigt die Muskulatur von Bauch, Taille, Gesäß, Oberschenkelaußen- und -innenseite.*
- *Mobilisiert das Schultergelenk.*

Dauer & Wiederholungszahl

- Lassen Sie den Arm drei- bis zwölfmal kreisen, je nach Trainingslevel. Anschließend Seitenwechsel.

Tipps zum Üben

- Achten Sie konsequent darauf, den Oberkörper nicht hängen zu lassen. Drücken Sie sich vom abgestützten Arm weg und ziehen Sie sich aus dem Schultergelenk lang heraus.
- Die Wirbelsäule soll an keiner Stelle abknicken, sondern einen weiten, langen Bogen beschreiben.

Wann ist Vorsicht geboten?

- Bei Bandscheibenproblemen.
- Bei Schmerzen in den Hüften oder Leisten.
- Bei hyperflexiblen Schultergelenken.

Variante

- **So wird die Übung leichter**: Lassen Sie die Armbewegung nach oben einfach weg. Heben Sie erst die Beine und versuchen Sie dann, den oberen Arm vom Boden zu lösen und die Balance zu finden. [2]
Verbleiben Sie in dieser Position und atmen Sie einige Male tief ein und aus, bevor Sie die Beine wieder langsam auf den Boden zurücklegen. So schulen Sie Ihren Gleichgewichtssinn und kräftigen zugleich die Muskulatur von Bauch, Gesäß und Oberschenkeln.

Heel Beats

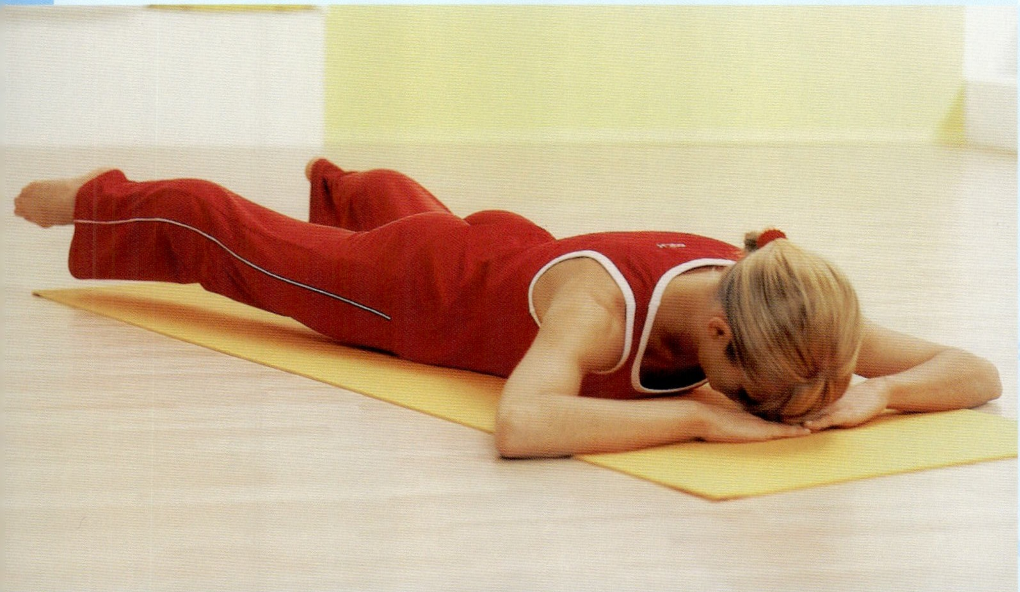

➤ Nehmen Sie die Bauchlage ein. Die Beine sind lang ausgestreckt und hüftbreit geöffnet. Füße und Knie zeigen leicht nach außen.

➤ Legen Sie die Hände übereinander, die Stirn auf die Hände und bewegen Sie die Ellbogen sanft nach außen, sodass die Schulterblätter sich am Rücken entlang in Richtung Füße ziehen.

➤ Aktivieren Sie mit dem Ausatmen Ihr Powerhouse.

➤ Halten Sie die Schulterblätter bewusst weit und offen. Drücken Sie leicht die Füße in den Boden, sodass die Knie sich strecken und abheben. Heben Sie nun die Beine lang gestreckt wenige Zentimeter ab.

➤ Halten Sie die Bauchmuskulatur aktiv und führen Sie mit dem Ausatmen zackig und mit Druck die Fersen zueinander, ganz so, als wollten Sie einen Luftballon zusammendrücken.

Heel Beats

Wirkung

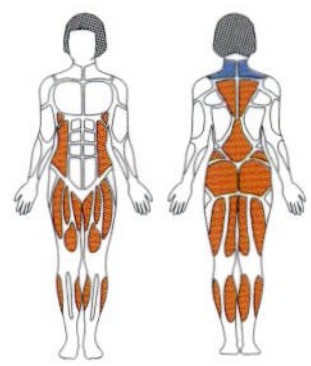

- *Kräftigt die tief liegende Bauch- und Rückenmuskulatur.*
- *Kräftigt das Gesäß und die gesamte Beinmuskulatur.*

Dauer & Wiederholungszahl

- Zwei bis drei Sätze à zehn Schläge.

Tipps zum Üben

- Schicken Sie während der Übung Ihre Aufmerksamkeit durch den ganzen Körper.
- Kontrollieren Sie: Ist das Powerhouse aktiv? Sind die Schultern weit und offen oder ziehen Sie sie durch die Spannung der Schläge gerade zu den Ohren hoch? Um das zu vermeiden, legen Sie die Ellbogen so weit wie möglich nach außen ab.
- Achten Sie darauf, dass Ihr Rumpf so stabil wie möglich bleibt, also möglichst wenig wackelt. Umso effektiver ist die Übung!

Wann ist Vorsicht geboten?

- Bei Ischiasproblemen.
- Bei Bandscheibenproblemen im Nacken- oder Lendenwirbelbereich.

Varianten

- **Bei Bandscheibenproblemen:** Führen Sie die Beine nicht durch »Schläge« zueinander, sondern in einer langsamen Bewegung. Das schützt den unteren Rücken.
- **So wird die Übung schwieriger:** Mit gehobenem Kopf wie bei der Übung »Nacken strecken« (Karte 1) wirken die »Heel Beats« doppelt intensiv.
- **Stärkung der Rückenrotatoren (Muskeln, die die Wirbelsäule drehen):** Strecken Sie die Beine parallel lang heraus und heben Sie sie ab. Nun paddeln Sie auf und ab, als würden Sie schwimmen. Halten Sie die Beine lang und paddeln Sie aus den Oberschenkeln.

Shoulder Bridge
(Vorbereitung)

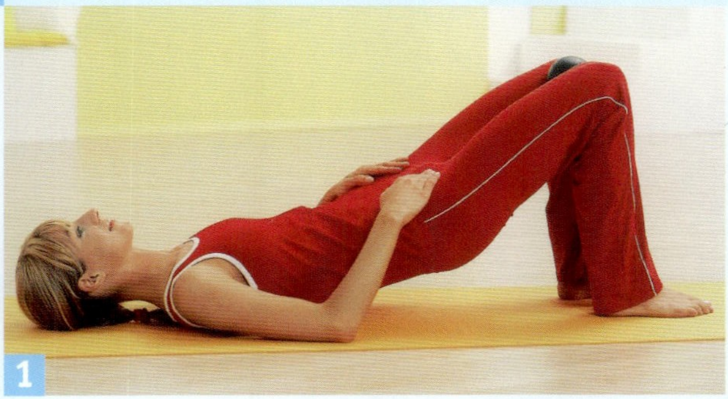

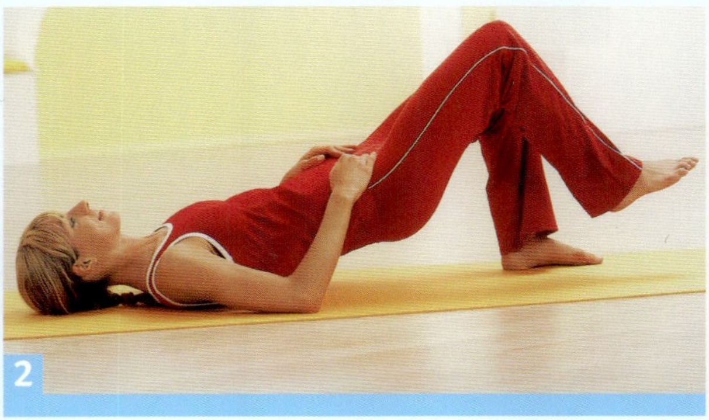

➤ Neutrale Position. Die Hände liegen auf den Beckenschaufeln.

➤ Aktivieren Sie mit dem Ausatmen Ihr Powerhouse, indem Sie die Sitzbeinhöcker sanft zueinander ziehen. Der Bauchnabel sinkt nach unten, die Lendenwirbelsäule rollt in den Boden, das Becken hebt ab, die Wirbelsäule rollt Wirbel für Wirbel hoch bis zur Mitte des Brustkorbs. [1]

➤ Stabilisieren Sie noch einmal, geben Sie Ihr Gewicht auf den linken Fuß und heben Sie den rechten Fuß zehn Zentimeter vom Boden ab. [2]

➤ Halten Sie beide Beckenschaufeln stabil auf einer Höhe und die Schultern locker und entspannt.

➤ Setzen Sie den rechten Fuß ruhig und kontrolliert wieder ab, richten Sie das Becken wieder aus und heben Sie den linken Fuß.

➤ Stellen Sie den linken Fuß wieder auf, richten Sie das Becken aus und rollen Sie die Wirbelsäule wie eine Perlenkette wieder hinunter.

Shoulder Bridge
(Vorbereitung)

Wirkung

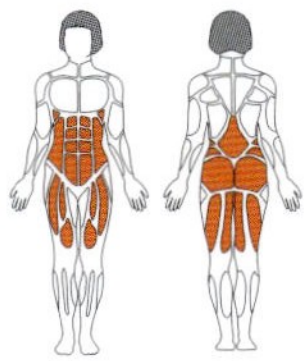

- *Kräftigt die Muskulatur von Bauch, Rücken, Gesäß und Oberschenkeln.*
- *Stabilisiert das Becken.*
- *Hilft bei Ischiasbeschwerden.*
- *Mobilisiert die Wirbelsäule.*

Dauer & Wiederholungszahl

- Vier bis fünf Wiederholungen. Abwechselnd mit dem rechten und dem linken Fuß beginnen.

Tipps zum Üben

- Kontrollieren Sie, ob Sie Spannungen in anderen Körperregionen als den gerade trainierten spüren, zum Beispiel in den Schultern.
- Helfen Sie sich durch Ihre Atmung. Atmen Sie tief und entspannt und führen Sie die Bewegungen langsam aus.
- Stellen Sie sich vor, dass Ihre Knie von einem Faden nach oben gezogen werden.
- Rollen Sie zwischendurch herunter, wenn Sie zu sehr verspannen.
- Kontrollieren Sie: Auf welchem Körperteil liegt das meiste Gewicht? Ziehen Sie imaginär die Füße in Richtung Gesäß. Das hilft.
- Ideale Folgeübungen sind das »Rad« (Karte 29) und die »Gesäßdehnung« (Karte 27).

Wann ist Vorsicht geboten?

- Bei Ischiasproblemen.
- Bei Nackenbeschwerden.
- Bei Lendenwirbelbeschwerden.

Varianten

- **So wird die Übung einfacher:** Platzieren Sie einen halb aufgepusteten Wasserball unter dem Gesäß. Heben Sie nun einen Fuß, ohne (!) dass sich Becken oder der Ball bewegen.
- **So wird die Übung schwieriger:** Strecken Sie die Arme lang zur Decke und heben Sie einen Fuß.

Side Kicks

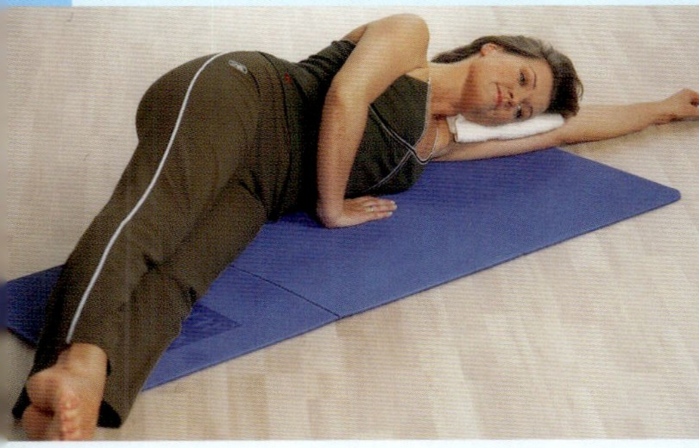
1

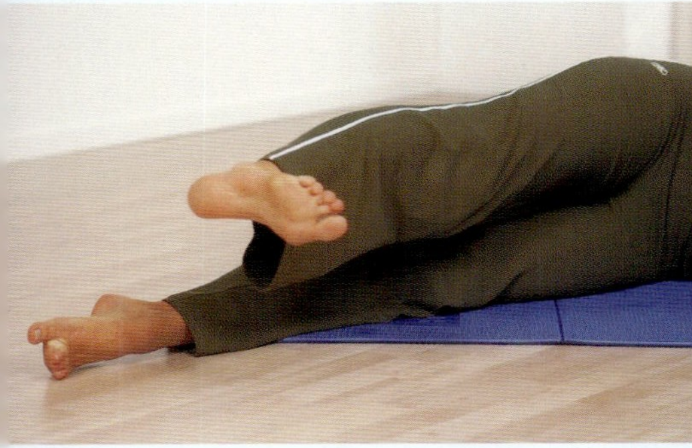
2

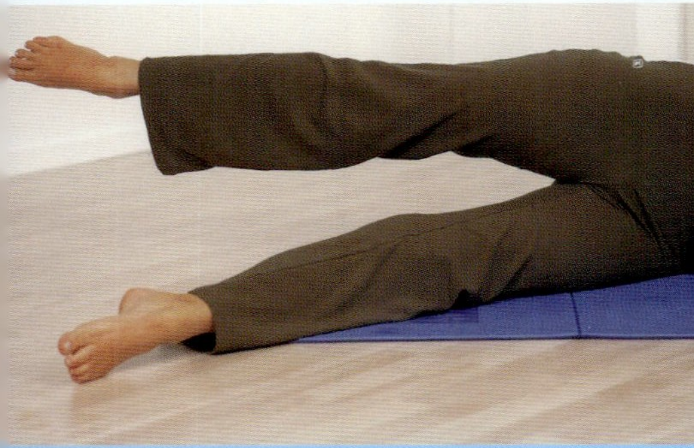
3

➤ Seitlage. Der untere Arm ist lang nach oben ausgestreckt, zwischen Arm und Kopf liegt ein gefaltetes Handtuch. Die obere Hand ist auf Bauchnabelhöhe aufgestellt, die Schultern sind weit weg von den Ohren. Die Beine sind lang ausgestreckt, aber nicht in einer Linie mit der Wirbelsäule, sondern um etwa 30 Grad nach vorn geschoben. Die Knie ruhen aufeinander, die untere Taille ist abgehoben. [1]

➤ Aktivieren Sie bewusst Ihr Powerhouse und heben Sie das obere Bein etwa zehn Zentimeter ab. Halten Sie den Bauch flach und die obere Schulter bewusst mit den Rippen verschmolzen.

➤ Führen Sie das gestreckte Bein mit herausgeschobener Ferse parallel so weit nach vorn, solange Sie den Rumpf stabil halten können. [2]

➤ Strecken Sie nun die Zehen lang aus und führen Sie das Bein immer noch in der Horizontalen so weit nach hinten, wie der Rumpf wiederum ruhig und entspannt bleiben kann. [3]

Side Kicks

Wirkung

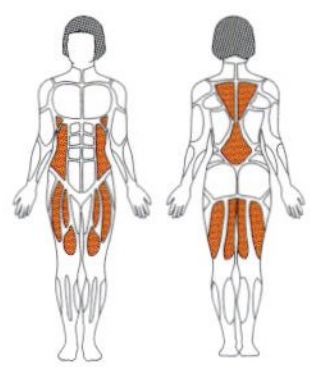

- *Kräftigt die Muskeln von Bauch, Rücken, Beinen, insbesondere die Taillen- und Gesäßmuskulatur.*
- *Formt eine straffe Taille und stabilisiert das Becken.*

Dauer & Wiederholungszahl

- Führen Sie das Bein drei- bis viermal nach hinten und vorn, dann Seitenwechsel.

Tipps zum Üben

- Beobachten Sie, inwiefern Sie während der Übung mit dem Oberkörper gegenlehnen, also Ihr Gewicht verlagern. Der Oberkörper will erfahrungsgemäß nach hinten gegenlehnen, wenn Sie das Bein nach vorn führen, und nach vorn, wenn Sie das Bein nach hinten führen. Gehen Sie nur so weit, wie Ihr Oberkörper sich nicht gegenlehnt. Dann arbeitet der Bauch.
- Halten Sie Ihr Bein konsequent auf einer Höhe. Erfahrungsgemäß senkt sich das Bein nach vorn und hebt sich nach hinten.

Wann ist Vorsicht geboten?

- Bei Ischiasbeschwerden.
- Bei starken Verspannungen in Nacken und Schultern.

Varianten

- **So wird die Übung einfacher:** Heben Sie das obere Bein nur ab und zeichnen Sie vom Oberschenkel ausgehend kleine Kreise in die Luft. Zehn Kreise in die eine Richtung, dann in die andere. Anschließend Seitenwechsel.
- **So wird die Übung schwieriger:** Heben Sie den Arm und strecken Sie ihn in Richtung Decke aus. Auch hier gilt: Nicht gegenlehnen! Halten Sie den Arm so, dass Sie ihn die ganze Zeit aus dem Augenwinkel sehen können.

Balanceakt

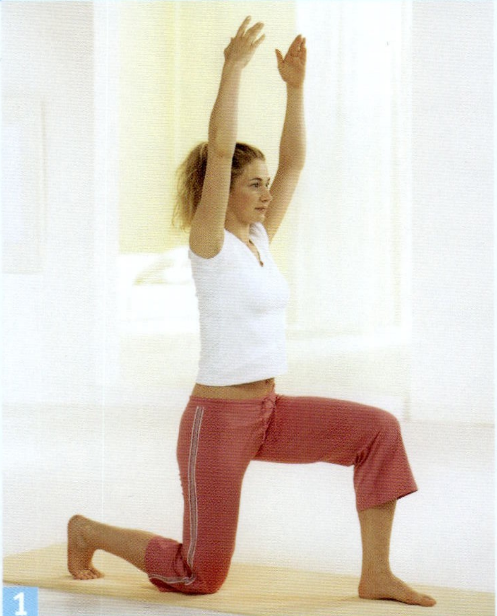

1

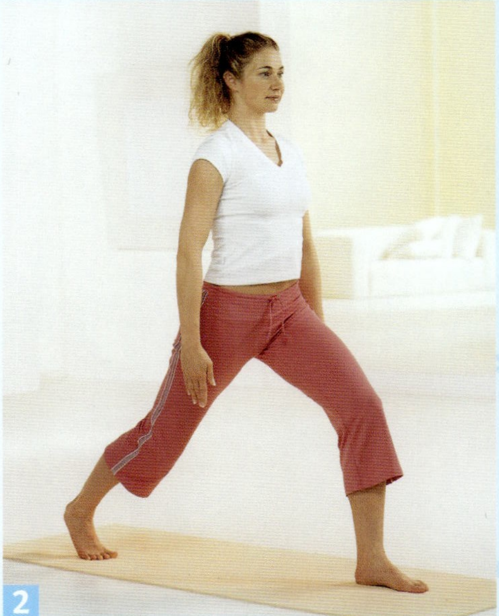

2

➤ Knien Sie sich auf ein Bein und stellen Sie das zweite im rechten Winkel davor; die Zehen des knienden Beins sind aufgestellt. Ziehen Sie die Wirbelsäule lang und lassen Sie die Arme locker hängen.

➤ Mit dem Einatmen führen Sie die Arme gestreckt in einem weiten Bogen über die Seite nach oben. Die Schultern bleiben tief. Achten Sie auf einen weiten Abstand zwischen Kopf und Schultern. [1]

➤ Ziehen Sie beim Ausatmen den Nabel zur Wirbelsäule und drücken Sie sich dann mit den Füßen ab, sodass sich das Knie von der Unterlage hebt. Strecken Sie die Beine so weit, dass die Knie noch leicht gebeugt sind. Senken Sie gleichzeitig beide Arme gestreckt über die Seite wieder ab. [2]

➤ Mit dem Einatmen beugen Sie die Beine langsam wieder, bis das hintere Knie sanft aufsetzt. Gleichzeitig wandern die Arme erneut nach oben.

Wirkung

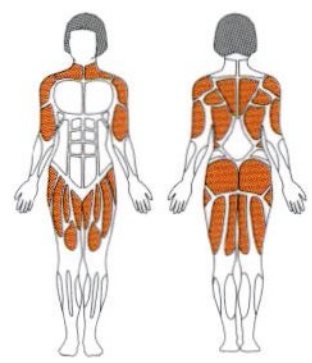

- *Kräftigt die Oberschenkel- und Gesäßmuskulatur.*
- *Schult den Gleichgewichtssinn.*
- *Kräftigt die Arm-, Schulter- und Rückenmuskulatur.*

Dauer & Wiederholungszahl

- Wiederholen Sie die Bewegung (heben und senken) drei- bis zehnmal. Anschließend Seitenwechsel.

Tipps zum Üben

- Achten Sie während der Übung darauf, dass die Füße und Kniegelenke gerade nach vorn schauen. Vor allem der hintere Fuß rutscht gern nach außen weg. Kontrollieren Sie die Position immer wieder, um Fehlbelastungen der Gelenke zu vermeiden.

! Wann ist Vorsicht geboten?

- Bei akuten Schmerzen im Knie.
- Sollten Sie häufiger an Knieproblemen leiden, halten Sie bitte erst Rücksprache mit Ihrem Arzt oder Therapeuten, ob die Übung für Sie geeignet ist.

Varianten

- **So wird die Übung einfacher:** Gehen Sie den umgekehrten Weg. Sie stehen in einem weiten Ausfallschritt, die Knie sind fast gestreckt, die Arme hängen herab. [2] Dann senken Sie den Körper in der Mitte ab. Die Knie beugen sich, die Arme bewegen Sie nach oben über den Kopf. [1]
- **So wird die Übung schwieriger:** Senken Sie den Körper bei der Abwärtsbewegung nur so weit ab, bis das Knie knapp über dem Boden abstoppt. Ohne das Knie zwischendurch abzulegen, drücken Sie sich wieder nach oben.

Beine ausdrehen

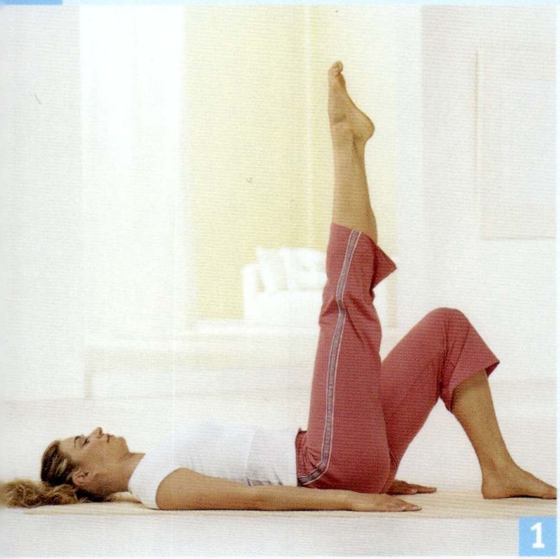

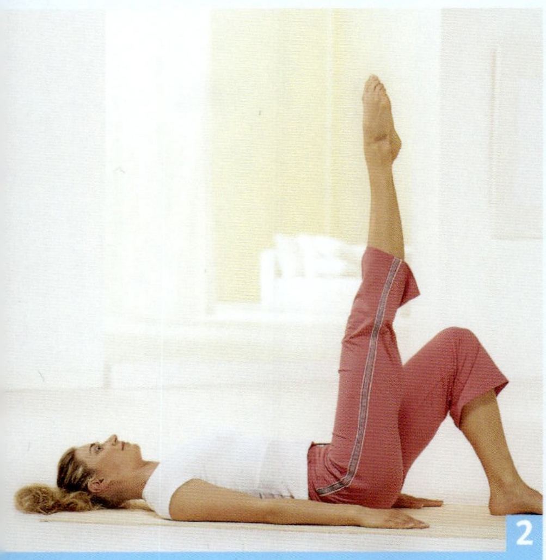

➤ Legen Sie sich auf den Rücken und stellen Sie ein Bein angewinkelt auf. Das andere Bein zeigt – möglichst senkrecht mit gestrecktem Fuß – nach oben. Der Fußrücken weist zu Ihnen. Strecken Sie das Knie, so gut Sie können, aber drücken Sie es nicht vollständig durch. [1]

➤ Atmen Sie zur Vorbereitung ein.

➤ Mit dem Ausatmen ziehen Sie den Nabel nach innen und drehen das gestreckte Bein aus dem Hüftgelenk nach außen. Der Fußrücken weist nun nicht mehr zu Ihnen, sondern nach außen, während das Bein seine Position unverändert beibehält. [2]

➤ Beim Einatmen drehen Sie das Bein wieder zurück in die Ausgangsposition.

Beine ausdrehen

Wirkung

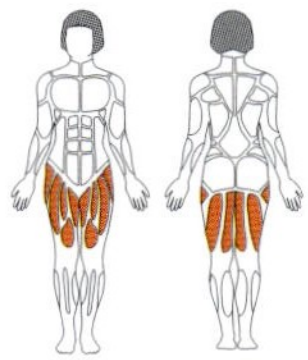

- *Kräftigt die Oberschenkelmuskulatur.*
- *Übt die Außenrotation im Hüftgelenk. Diese Bewegung ist für viele Sportarten wichtig. Häufig wird nämlich falsch aus dem Knie- oder Sprunggelenk ausgedreht, was die Gelenke auf Dauer schädigt.*

Dauer & Wiederholungszahl

- Wiederholen Sie das Ausdrehen sechs- bis zwölfmal. Anschließend Seitenwechsel.

Tipps zum Üben

- Achten Sie darauf, das aufgestellte Bein gerade stehen zu lassen, das Knie zeigt nach oben, der Fuß nach vorn.
- Um zu kontrollieren, ob Sie das Bein wirklich aus dem Hüftgelenk heraus drehen, legen Sie in der Ausgangsposition eine Hand auf den Oberschenkel, sodass Sie alle fünf Finger sehen können. Wenn Sie das Bein wirklich vom Hüftgelenk aus bewegen, verschwinden der kleine und der Ringfinger seitlich, und der Daumen rückt ins Zentrum Ihres Blickfeldes.
- Nach einiger Zeit lässt meist die Streckung nach, weil das Bein müde wird. Versuchen Sie, sich dies bewusst zu machen und das Bein wieder zu strecken.

Wann ist Vorsicht geboten?

- Bei akuten Schmerzen im Rücken.
- Bei Hüftproblemen.

Varianten

- **Bei stark verkürzten Beinrückseiten:** Wer die Beine nicht strecken kann, führt die Übung mit leicht gebeugten Knien aus.
- **So wird die Übung schwieriger:** Geübte können beide Beine nach oben strecken und dann beide Beine gleichzeitig ausdrehen.

Zehen-Acht

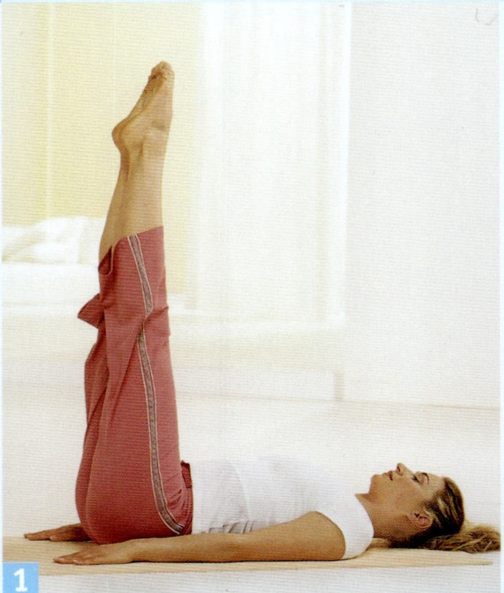
1

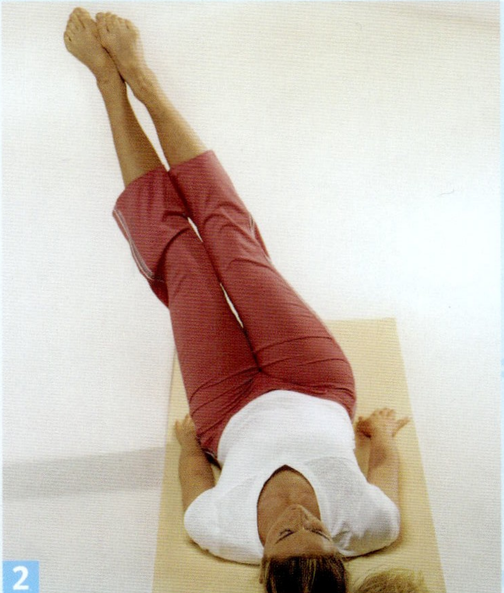
2

➤ Rückenlage. Strecken Sie beide Beine möglichst senkrecht nach oben. Die Arme liegen entspannt neben dem Körper. [1]

➤ Atmen Sie zur Vorbereitung ein. Mit dem Ausatmen ziehen Sie den Nabel nach innen und führen beide Beine in einer Kreisbewegung weg vom Körper, also in Richtung Boden, und dann nach außen. [2]

➤ Beim Einatmen führen Sie die Beine – die begonnene Kreisbewegung fortsetzend – möglichst nah an den Körper heran und dann wieder zurück in die Ausgangsposition.

➤ Mit dem nächsten Ausatmen beginnen Sie eine Kreisbewegung zur anderen Seite. Mit dem Einatmen führen Sie die Beine wieder zur Mitte zurück und schließen den Kreis in der Ausgangsposition ab.

➤ Beide Kreise ergeben zusammen die Form einer liegenden Acht. Stellen Sie sich vor, Ihre Zehenspitzen seien Buntstifte. Sie malen eine liegende Acht in die Luft.

Zehen-Acht

Wirkung

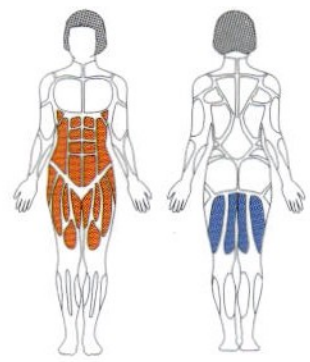

- *Kräftigt Oberschenkel-, Hüftbeuge- und Bauchmuskulatur.*
- *Dehnt die Beinrückseite.*

Dauer & Wiederholungszahl

- Beschreiben Sie vier bis zwölf vollständige Achten und lassen Sie die Bewegung dabei immer runder und fließender werden.

Tipps zum Üben

- Achten Sie darauf, dass Ihr Oberkörper möglichst ruhig liegen bleibt. Becken und unterer Rücken sollen nicht vom Boden abheben, sondern immer leichten Kontakt haben. Fallen Sie nicht ins Hohlkreuz.
- Nach einigen Wiederholungen lässt meist die Streckung etwas nach, weil die Beine müde werden. Versuchen Sie, die Beine wieder zu strecken.

Wann ist Vorsicht geboten?

- Bei akuten Rückenschmerzen.
- Bei Hüftproblemen.

Varianten

- **Bei stark verkürzten Beinrückseiten:** Wer die Beine aufgrund stark verkürzter Beinrückseiten nicht strecken kann, führt die Übung mit leicht gebeugten Knien aus.
- **So wird die Übung einfacher:** Führen Sie die Kreise, die Sie ziehen, in kleinem Radius aus.
- **So wird die Übung schwieriger:** Je größer die Kreise, umso schwieriger wird die Übung. Achten Sie bei größeren Kreisen besonders darauf, den Kontakt zwischen Rücken und Boden nicht zu verlieren. Konzentrieren Sie sich auf eine gleichmäßige Atmung, da es bei erhöhter Anstrengung leicht zu Pressatmung oder zum Anhalten des Atems kommt.

Roll Downs

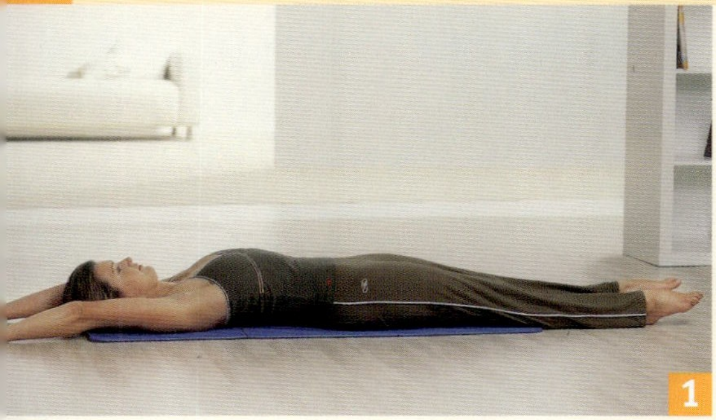

1

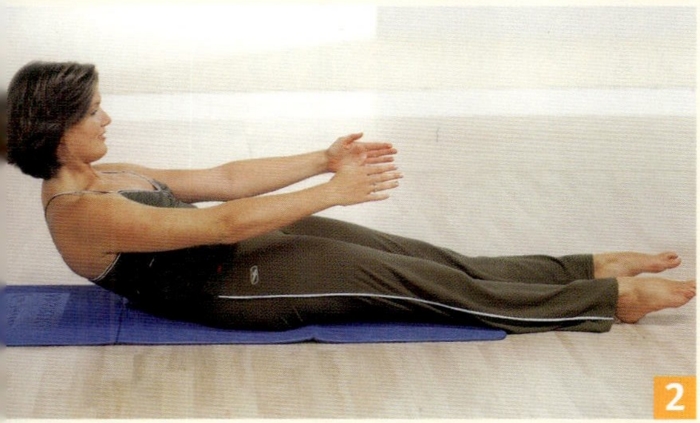

2

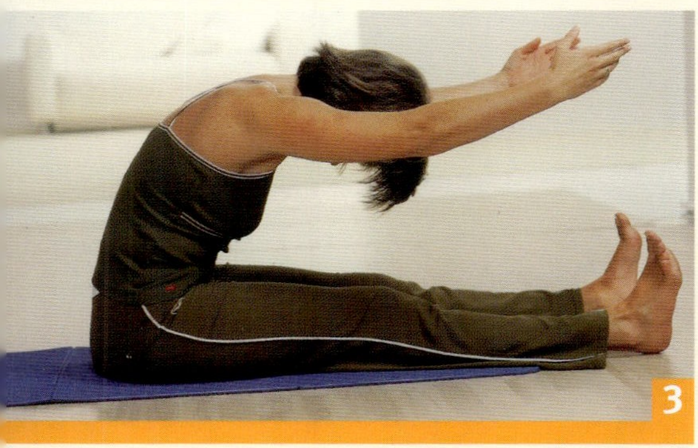

3

➤ Rückenlage. Die Beine sind lang nach unten ausgestreckt, die Arme lang nach oben. [1]

➤ Aktivieren Sie mit dem Ausatmen Ihr Powerhouse. Heben Sie mit festem Powerhouse mit dem nächsten Einatmen die Arme ab und führen Sie sie nach vorn.

➤ Lassen Sie Ihr Kinn zum Brustbein gehen, heben Sie den Kopf ab, schieben Sie die Hände in Richtung Füße und rollen Sie die Wirbelsäule mit dem Ausatmen Wirbel für Wirbel hoch. Halten Sie die Schultern fest mit den Rippen verbunden. [2]

➤ Schieben Sie nun die Arme parallel zum Boden mit rundem Rücken in Richtung Füße, während Ihr Blick auf den Knien ruht und Sie die Fersen nach unten herausschieben. [3]

➤ Halten Sie den Bauch fest und flach und rollen Sie, indem Sie die Sitzbeinhöcker zueinander ziehen, Wirbel für Wirbel zurück in die Rückenlage. Achten Sie darauf, die Schultern nicht hochzuziehen.

Roll Downs

Wirkung

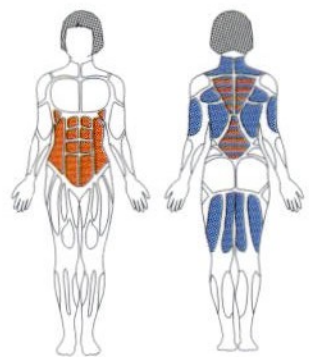

- *Kräftigt die Rumpfstabilisatoren.*
- *Mobilisiert die Wirbelsäule.*
- *Dehnt die hinteren Oberschenkel.*
- *Wirkt entspannend.*

Dauer & Wiederholungszahl

- Drei- bis fünfmal, je nachdem, wie es Ihnen angenehm ist und wie Ihre Muskeln mitspielen.

Tipps zum Üben

- Halten Sie auf jeden Fall den Bauch flach. Der Bauch neigt dazu, sich vorzuwölben.
- Beobachten Sie Ihren Schultergürtel. Bei schwachen Bauchmuskeln tendiert man dazu, die Schultern hochzuziehen und sie gemeinsam mit dem Kopf nach vorn in Richtung Füße zu schieben.
- Falls Sie das Gefühl haben, dass Ihnen beim Hochrollen »das Kreuz durchbricht« oder Sie eine Art Block im Rücken an der Rollbewegung hindert, beginnen Sie die Übung im Sitzen und rollen Sie nur herunter. Richten Sie sich über die Seite auf. Hilfe bieten Mobilisationsübungen wie »Wirbelsäule aufrollen« (Karte 21) und »Becken verschieben« (Karte 22).

Wann ist Vorsicht geboten?

- Bei akuten Rückenbeschwerden.

Varianten

- **Bei schwachen Bauchmuskeln:** Falls Ihre Bauchmuskeln noch zu schwach sind, um entspannt hoch und runter zu rollen, verankern Sie die Hände hinter den Oberschenkeln, lassen Sie sich mithilfe Ihrer Hände herunter und rollen Sie sich mit der Unterstützung der Hände wieder hoch.
- **So wird die Übung schwieriger:** Strecken Sie die Hände nicht nach vorn, sondern nach oben.

Rolling like a Ball

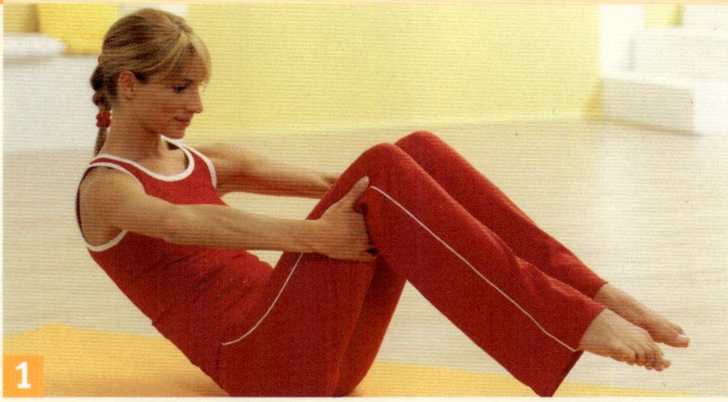

1

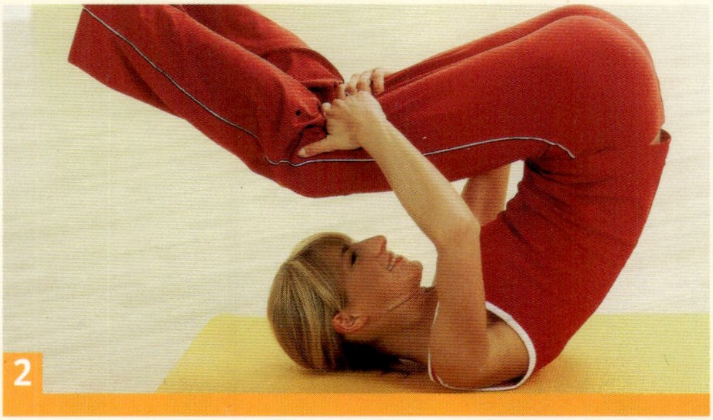

2

➤ Setzen Sie sich aufrecht hin, die Beine sind aufgestellt. Halten Sie die Beine in den Kniekehlen.

➤ Verlagern Sie Ihr Gewicht nach hinten und ziehen Sie die Beine zu sich, sodass die Füße vom Boden abheben und sich die Wirbelsäule rundet. Die Ellbogen zeigen nach außen, die Schultern sind integriert, also weit weg von den Ohren. [1]

➤ Aktivieren Sie Ihr Powerhouse, indem Sie den Beckenboden hochziehen; ziehen Sie Ihren Nabel nach innen. Verstärken Sie die Rundung in der Lendenwirbelsäule, indem Sie die Knie etwas näher zum Körper führen. Der Blick ruht auf der Schambeinfuge. Die Schultern sind weit und offen.

➤ Rollen Sie mit rundem Rücken bis auf die Schulterblätter. Kopf und Hals liegen nicht auf. [2]

➤ Lassen Sie das Brustbein ebenso flüssig wieder nach vorn rollen, dabei führt die Nase die Rollbewegung an. Halten Sie die Balance, die Füße nicht aufsetzen.

Rolling like a Ball

Wirkung

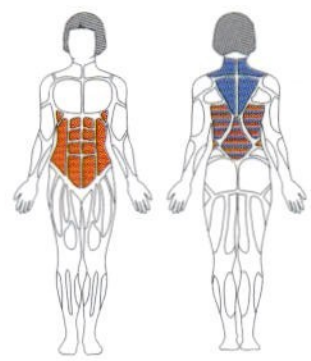

- *Kräftigt die tief liegenden Bauch- und Rückenstabilisatoren.*
- *Mobilisiert und massiert die Wirbelsäule.*
- *Stärkt Koordinationsfähigkeit und Körperbalance.*

Dauer & Wiederholungszahl

- Zwischen 3- und 15-mal. Entscheidend ist, wie wohl Sie sich bei der Übung fühlen.

Tipps zum Üben

- Stellen Sie sich vor, dass Ihr Bauchnabel durch ein starkes Gummiband nach hinten gezogen wird. Folgen Sie der Bewegung. Bei der Rollbewegung nach vorn führt die Nase die Bewegung an.
- Kontrollieren Sie, wo Sie Schwung holen! Lehnen sich Kopf und Schultergürtel nach hinten, oder holen Sie mit den Beinen Schwung? Der Schwung soll aus dem Bauch heraus geholt werden. Stellen Sie sich vor, ein Mikadostäbchen sei zwischen Ihren Schultern und den Knien befestigt. Kommen die Knie den Schultern zu nah, zerbricht es, gehen Sie zu weit nach vorn, verlieren Sie das Stäbchen.
- Machen Sie diese Übung immer auf einer weichen Unterlage.

Wann ist Vorsicht geboten?

- Bei akuten Rückenbeschwerden.

Varianten

- **So wird die Übung einfacher:** Begeben Sie sich in die Ausgangsposition und machen Sie nur den ersten Schritt. Versuchen Sie, die Rundung der Wirbelsäule zu erreichen und zu halten. Das reicht.
- **So wird die Übung schwieriger:** Umfassen Sie mit den Händen von außen die Schienbeine und ziehen Sie sie nah zu sich.

Wirbelsäule aufrollen

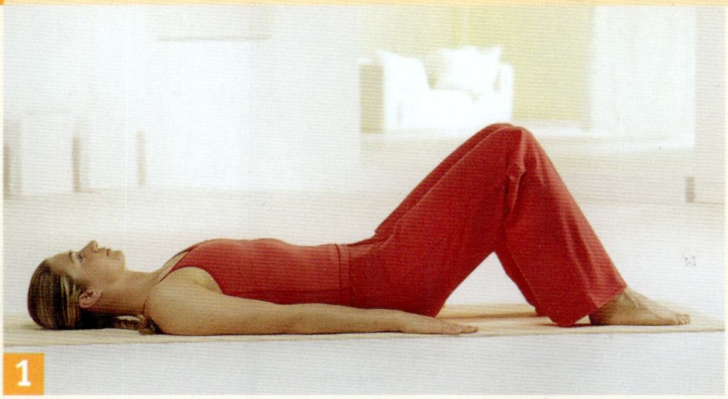

1

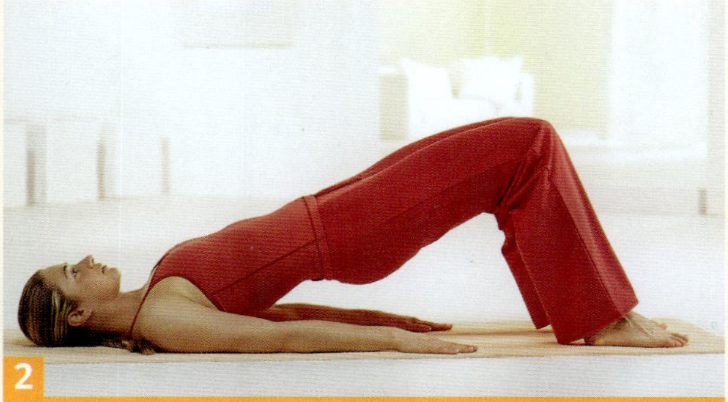

2

➤ Rückenlage. Die Arme sind entspannt entlang des Körpers ausgestreckt. Die Beine hüftbreit aufgestellt, Ober- und Unterschenkel bilden einen rechten Winkel. [1]

➤ Atmen Sie tief in den Brustkorb ein. Ziehen Sie beim Ausatmen den Nabel zur Wirbelsäule. Rollen Sie dann erst das Gesäß und anschließend Wirbel für Wirbel den Rücken vom Boden hoch.

➤ Wenn Sie vollständig ausgeatmet haben, atmen Sie gleichmäßig weiter, während Sie bewusst und konzentriert weiter hochrollen, bis nur noch Kopf und Schultern Bodenkontakt haben. [2]

➤ Halten Sie das Becken oben und atmen Sie tief ein.

➤ Mit dem Ausatmen ziehen Sie den Nabel zur Wirbelsäule und legen – mit den Brustwirbeln beginnend – Wirbel für Wirbel in einer rollenden Bewegung wieder auf dem Boden ab. Das Becken halten Sie dabei so lange wie möglich oben, damit die Wirbelsäule angenehm in die Länge gezogen wird. Sobald Ihr Ausatem erschöpft ist, atmen Sie gleichmäßig weiter.

Wirbelsäule aufrollen

Wirkung

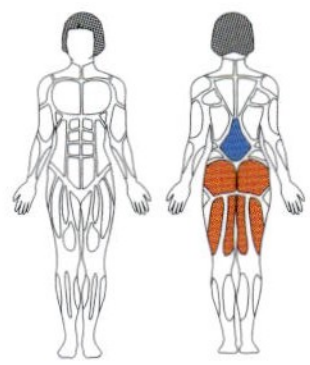

- *Mobilisiert die Wirbelsäule.*
- *Schärft das Körperbewusstsein.*
- *Steigert die Beweglichkeit der Wirbelsäule.*
- *Dehnt den Rückenstrecker.*
- *Kräftigt Rücken- und Gesäßmuskulatur sowie die Beinrückseite.*

Dauer & Wiederholungszahl

- Wiederholen Sie die Rollbewegung (Auf- und Abrollen) drei- bis achtmal.

Tipps zum Üben

- Es ist sehr wichtig, dass der Schulterbereich liegen bleibt, da die Halswirbelsäule sonst zu stark belastet würde.
- Stellen Sie sich beim Hochrollen vor, Ihre Wirbelsäule klebt wie Kaugummi am Boden. Genauso wie sich Kaugummi nur langsam, Stück für Stück wegziehen lässt, rollen Sie langsam Wirbel für Wirbel vom Boden. Während Sie den Rücken wieder nach unten rollen, stellen Sie sich vor, Ihr Becken sei am höchsten Punkt aufgehängt. Wenn Sie die Brustwirbel abgerollt haben, wird das Becken tiefer gelassen, und erst wenn die Lendenwirbel den Boden berühren, wird das Becken losgelassen.

Wann ist Vorsicht geboten?

- Bei Nackenproblemen.
- Bei Bandscheibenproblemen.
- Bei Ischiasbeschwerden.

Variante

- **So wird die Übung schwieriger:** Rollen Sie mit einem einzigen Aus-Atemzug hoch, atmen Sie oben ein und rollen mit dem nächsten Ausatmen wieder nach unten. Achten Sie trotz der damit schnelleren Durchführung unbedingt darauf, jeden Wirbel einzeln zu bewegen!

Becken verschieben

22

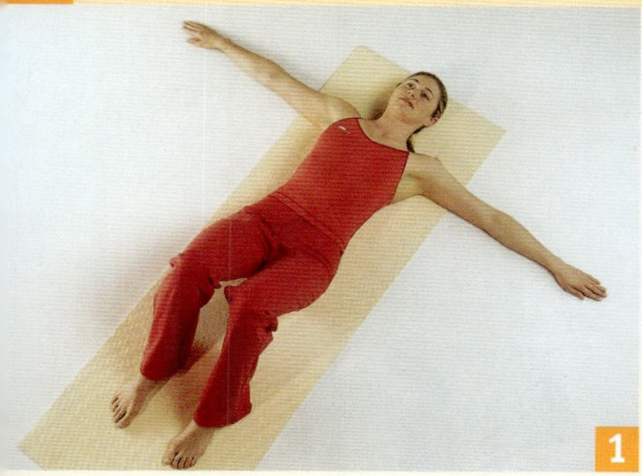

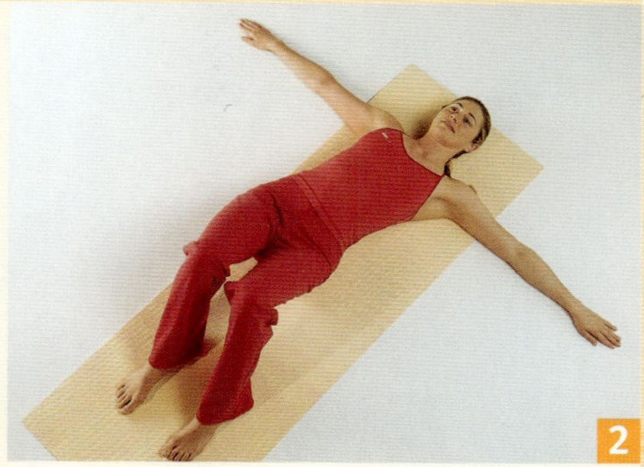

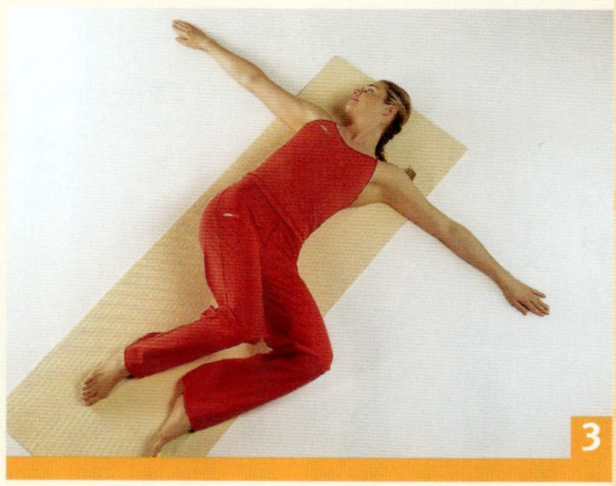

➤ Rückenlage, die Arme in Schulterhöhe ausgebreitet, die Beine hüftbreit aufgestellt. Ober- und Unterschenkel bilden einen rechten Winkel. [1]

➤ Mit dem Einatmen heben Sie das Becken ein wenig vom Boden, schieben es wenige Zentimeter nach rechts und legen es dort ab. [2]

➤ Lassen Sie beim Ausatmen die Knie sanft nach links sinken. Den Kopf drehen Sie nach rechts. [3]

➤ Führen Sie Knie und Kopf mit dem Einatmen zurück zur Mitte, heben Sie das Becken ein wenig vom Boden und verschieben Sie es nach links.

➤ Beim Ausatmen lassen Sie die Knie sanft nach rechts sinken, während Sie den Kopf nach links drehen. Stellen Sie sich die Bewegung Ihres Beckens wie eine Welle vor, die einmal von rechts und dann von links kommt. Das hilft, die Einzelbewegungen der Übung zu einer fließenden Einheit verschmelzen zu lassen.

Becken verschieben

Wirkung

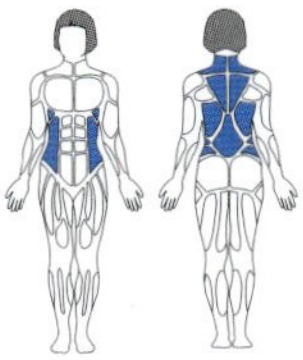

- *Mobilisiert die gesamte Wirbelsäule.*
- *Dehnt Rücken- und schräge Bauchmuskulatur.*
- *Kann Blockaden im Rücken lösen.*
- *Entspannt auch mental.*

Dauer & Wiederholungszahl

- Führen Sie die Übung fünf- bis zehnmal aus.

Tipps zum Üben

- Eine kleine Gedankenstütze: Der Kopf dreht immer zu der Seite, auf die Sie das Becken verschoben haben, während die Knie zur anderen Seite absinken.
- Wenn die Fersen zu nah am Po stehen, blockieren Sie sich. Stellen Sie die Füße also mindestens so weit von sich weg, dass Knie und Oberschenkel einen rechten Winkel zueinander bilden.

! Wann ist Vorsicht geboten?

- Bei Knieproblemen.
- Bei Bandscheibenproblemen.

Variante

- **So wird die Übung einfacher:** Bekannter ist die Variante dieser Übung, bei der das Becken nicht verschoben wird. In Rückenlage mit angestellten Beinen lassen Sie die Knie zu einer Seite sinken und drehen den Kopf zur anderen Seite. So entsteht eine Rotation in der Wirbelsäule, allerdings liegt die Wirbelsäule nun schief.
  Bei der Variante mit Beckenverschieben beschreibt die Wirbelsäule in der Rotation dagegen eine gerade Linie. Die einfachere Variante ohne Beckenverschieben erfordert allerdings weniger Koordinationsfähigkeit, ist daher Einsteigern zu empfehlen.

Spine Twist

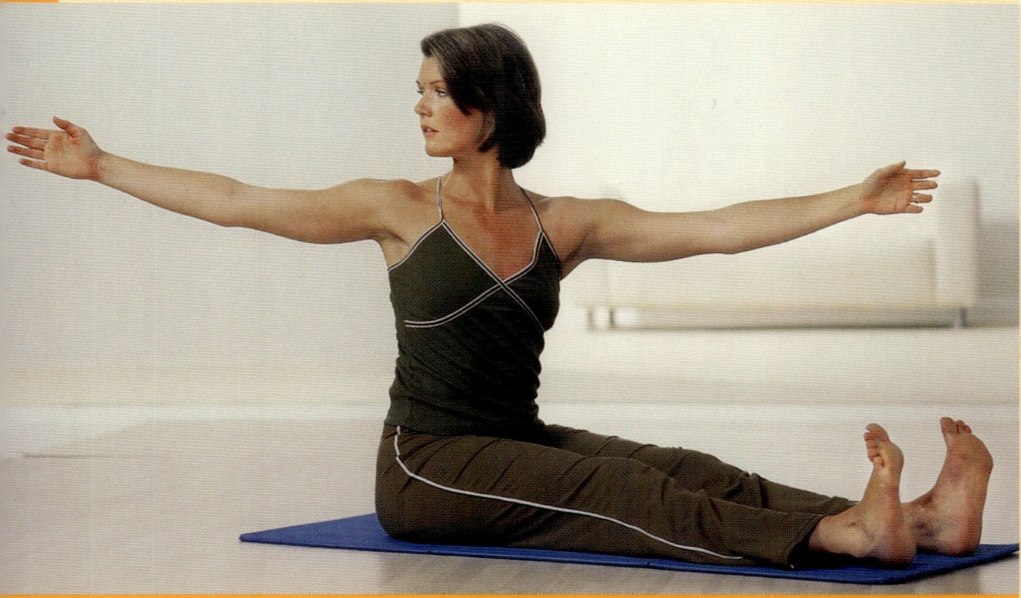

➤ Setzen Sie sich aufrecht hin. Die Beine sind lang ausgestreckt, die Fersen weit nach unten heraus geschoben, Sitzbeinhöcker und Füße sind fest mit dem Boden verbunden.

➤ Die Arme sind auf Schulterhöhe so zu den Seiten ausgestreckt, dass Sie Ihre Hände gut aus den Augenwinkeln sehen können. Der Nacken ist lang und entspannt. Stellen Sie sich vor, Ihre Wirbelsäule sei durch einen Faden mit der Decke verbunden.

➤ Aktivieren Sie mit dem Ausatmen Ihr Powerhouse, dann drehen Sie den Schultergürtel nach rechts. Es folgen Brustkorb und Taille, nur so weit, wie Sie das Becken stabil halten können.

➤ Achten Sie darauf, dass das Becken der Rotation nicht folgt.

➤ Halten Sie die Position für einen entspannten Atemzug und drehen Sie zurück zur Mitte. Anschließend Seitenwechsel.

Spine Twist

Wirkung

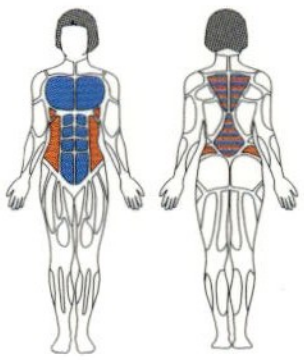

- *Kräftigt die Bauch- und Beckenstabilisatoren.*
- *Mobilisiert die Wirbelsäule.*
- *Dehnt die Brustmuskulatur.*
- *Richtet die Wirbelsäule auf.*

Dauer & Wiederholungszahl

- Jede Seite immer abwechselnd drei- bis viermal.

Tipps zum Üben

- Stellen Sie die Fußflächen gegen eine Wand auf. So drehen Sie garantiert nur in der Wirbelsäule.
- Stellen Sie sich einen »Entenpo« vor: Strecken Sie das Gesäß nach hinten. So richtet sich die Wirbelsäule auf, und es fällt leichter, die Schultern nicht hochzuziehen.
- Heben Sie den hinteren Arm leicht über Schulterhöhe. Das verstärkt die Dehnung.
- Arbeiten Sie mit der Vorstellung, sich wie eine Schraube aus einem Dübel herauszudrehen. Stichwort: lange Wirbelsäule!

Wann ist Vorsicht geboten?

- Bei Nackenproblemen.
- Bei Problemen im Lendenwirbelbereich.
- Bei Ischiasproblemen.

Varianten

- **So wird die Übung einfacher:** Falls Sie das Gefühl haben, hinter Ihren Sitzbeinhöckern zu sitzen, beugen Sie die Knie leicht nach oben und platzieren Sie ein gerolltes Handtuch unter den Knien. Heben Sie jede Gesäßhälfte einmal kurz an, um das Becken von Spannungen zu befreien. Dann erst beginnen Sie mit der Übung.
- **So wird die Übung intensiver:** Indem Sie im Rücken horizontal einen Nordic-Walking-Stick oder Ähnliches unter die Arme klemmen, präzisieren Sie die Übung.

Dehnung des Hüftbeugers

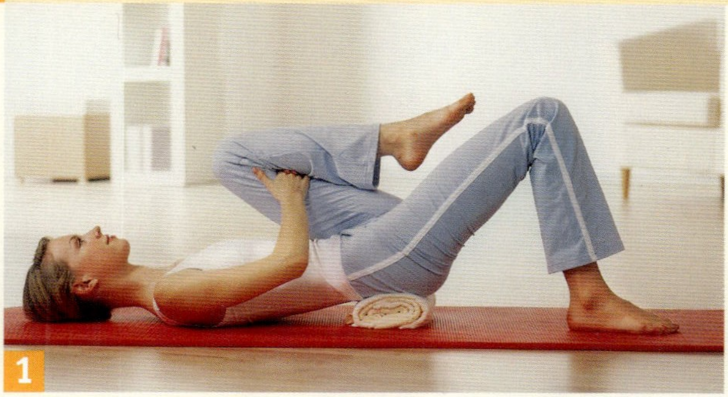

1

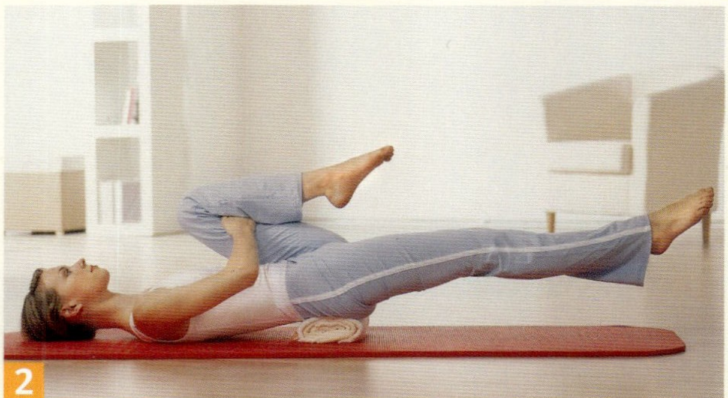

2

➤ Neutrale Position. Ihr Gesäß ruht auf einer großen, fest gewickelten Handtuchrolle, die Knie sind zum Brustkorb gezogen, und die Oberschenkel liegen locker auf dem Bauch.

➤ Halten Sie das linke Bein mit beiden Händen in der Kniekehle.

➤ Aktivieren Sie Beckenboden und Bauch mit dem Ausatmen und stellen Sie das rechte Bein so wie es ist, ohne den Winkel im Knie zu verändern, so nah wie möglich bei der Rolle auf dem Boden ab. Zieht es im vorderen Oberschenkel des rechten Beines? Gut! [1]

➤ Halten Sie diese Position für fünf tiefe und ruhige Atemzüge und versuchen Sie, mit jedem Atemzug Ihre Oberschenkelmuskulatur ein bisschen weicher werden zu lassen.

➤ Strecken Sie Ihr rechtes Bein nun lang aus, sodass Sie eine Dehnung in der rechten Leiste spüren, und zählen Sie langsam von 15 rückwärts. [2]

Dehnung des Hüftbeugers

Wirkung

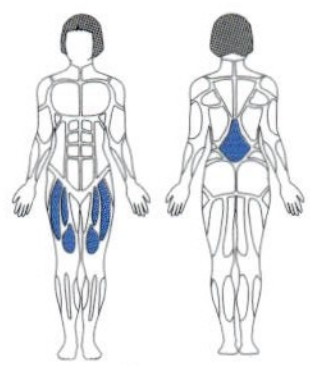

- *Dehnt eine der wichtigsten Muskelpartien.*
- *Entspannt unteren Rücken und Leistenregion.*
- *Entspannt auch mental.*

Dauer & Wiederholungszahl

- Führen Sie die Dehnung auf jeder Seite 2-mal durch, halten Sie sie je 20 Sekunden. Das entspricht fünf bis sechs Atemzügen. Anschließend Seitenwechsel.

Tipps zum Üben

- Rollen Sie das Handtuch wirklich fest auf, dann ist die Dehnung für den Oberschenkel effektiver.
- Sie spüren keine Dehnung? Dann versuchen Sie es doch einmal mit einem Badetuch. Je dicker die Rolle, desto stärker die Dehnung.
- Arbeiten Sie mit dem »Gesetz der Schwerkraft«. Konzentrieren Sie sich auf Ihre Lendenwirbelsäule. Stellen Sie sich vor, wie sie von der Schwerkraft gezogen in Richtung Boden sinkt. Achten Sie darauf, den Bodenkontakt zu halten und nicht ins Hohlkreuz zu fallen.
- Nutzen Sie die ganze Tiefe Ihres Atems, um die Spannung im vorderen Oberschenkel loszulassen.

Wann ist Vorsicht geboten?

- Bei massiven Knieproblemen.

Varianten

- **So verändern Sie die Dehnungsintensität:** Sie können die Stärke der Dehnung beeinflussen, indem Sie den Fuß des Standbeins näher zu sich heranziehen (= intensiver) oder weiter von sich entfernt aufstellen (= weniger intensiv).
- **Dehnung für den unteren Rücken:** Ziehen Sie im Anschluss an die Dehnung des Hüftbeugers beide Beine auf Ihren Brustkorb, umfassen Sie sie von außen mit den Armen ... und genießen Sie!

Spitzes Dach

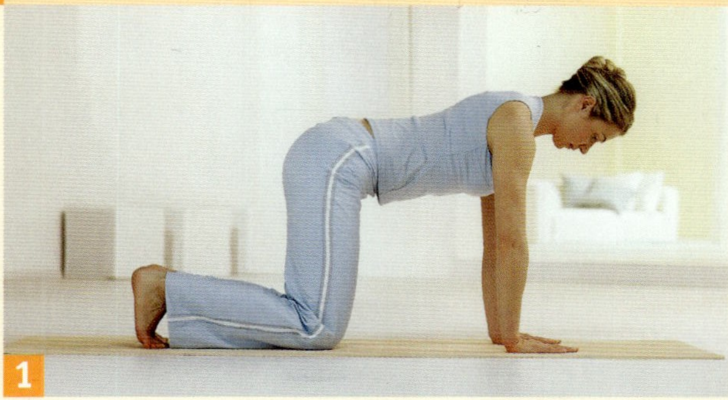

1

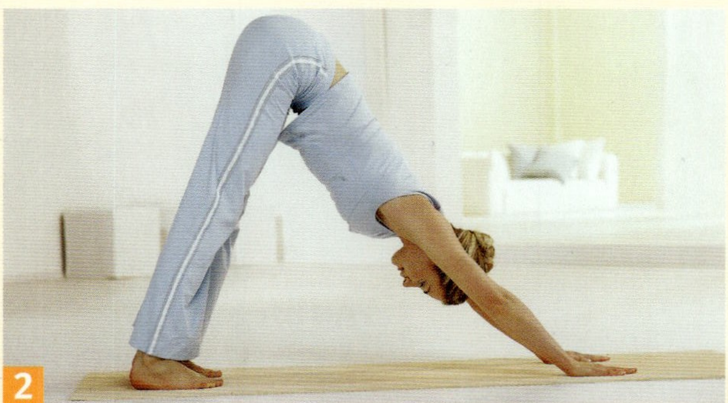

2

➤ Vierfüßlerstand. Platzieren Sie die Hände unterhalb der Schultern und achten Sie darauf, dass Rumpf und Beine einen rechten Winkel zueinander bilden. Stellen Sie die Zehenspitzen auf. [1]

➤ Atmen Sie zur Vorbereitung ein. Mit dem Ausatmen drücken Sie sich von den Händen weg und schieben das Gesäß nach hinten-oben. Die Beine strecken sich, die Arme bilden die Verlängerung des Rückens. Wandern Sie nicht mit den Händen in Richtung Beine, sondern lassen Sie die Hände unverändert liegen. Ziehen Sie die Fersen in Richtung Boden. [2]

➤ Drücken Sie sich beim Einatmen auf die Zehenspitzen hoch und ziehen Sie die Fersen in Richtung Po. Achten Sie dabei darauf, dass Sie den Oberkörper nicht zwischen den Armen nach vorn schieben; Ihr Körper bildet weiterhin eine durchgehende Gerade – von den Händen bis zum Steißbein.

➤ Mit dem Ausatmen senken Sie die Knie langsam und kontrolliert ab, bis sie sanft am Boden in der Ausgangsposition aufsetzen.

Spitzes Dach

Wirkung

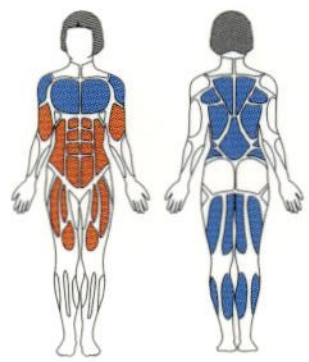

- *Dehnt die Beinrückseite, Rücken-, Schulter- und Brustmuskulatur.*
- *Kräftigt Arme, Rumpf und Oberschenkelvorderseite.*
- *Streckt die Wirbelsäule (hilft besonders bei Rundrücken).*

Dauer & Wiederholungszahl

- Wiederholen Sie den Bewegungsablauf zwei- bis sechsmal.

Tipps zum Üben

- Wählen Sie eine rutschfeste Unterlage.
- Stellen Sie sich in der Dreieckposition vor, Sie seien ein spitzes Dach. Ihr Steißbein ist der höchste Punkt in der Mitte. Oberkörper und Arme bilden eine Gerade, also die eine Fläche des Dachs, die Beine bilden die zweite Fläche.
- Lockern Sie die Handgelenke nach der Übung aus.

Wann ist Vorsicht geboten?

- Bei Problemen oder Schmerzen in den Handgelenken.
- Bei sehr hohem Blutdruck.

Varianten

- **Dehnung der Beinrückseite:** Um verstärkt die (bei vielen verkürzte) Beinrückseite zu dehnen, verweilen Sie einige Atemzüge in der Dreiecksposition. [2] Oder drücken Sie sich mehrere Male mit dem Einatmen auf die Zehenspitzen und senken Sie mit dem Ausatmen die Fersen wieder Richtung Boden ab, bevor Sie die Knie wieder absenken.
- **So wird die Übung schwieriger:** Geübte können die Knie – wenn sie die Beine wieder absenken – knapp über dem Boden halten und noch einige Atemzüge in dieser Position verweilen. Das kräftigt Arme, Schultern, Oberschenkel und den Bauch.

Dehnung des Rückens

26

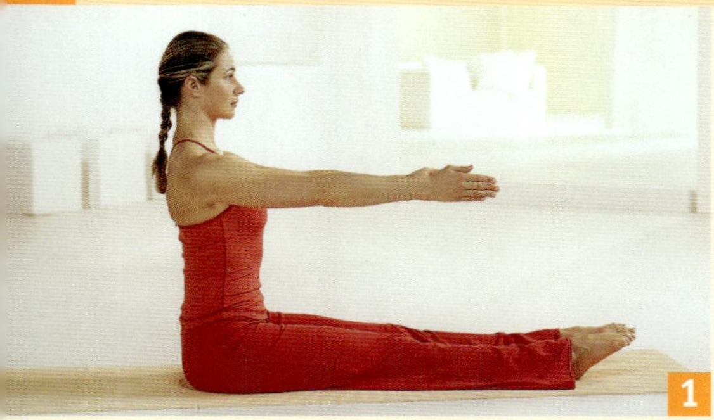

1

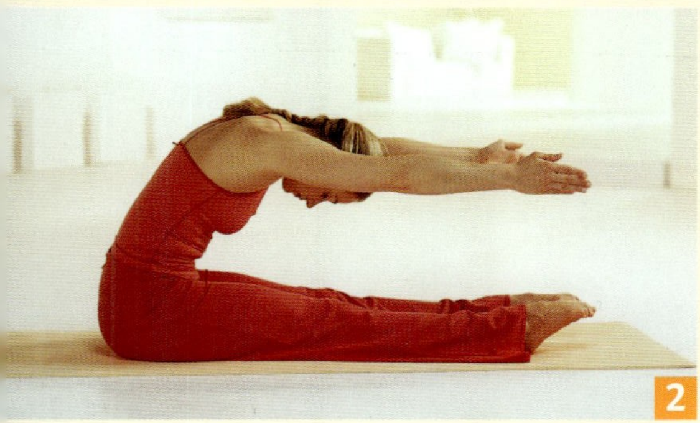

2

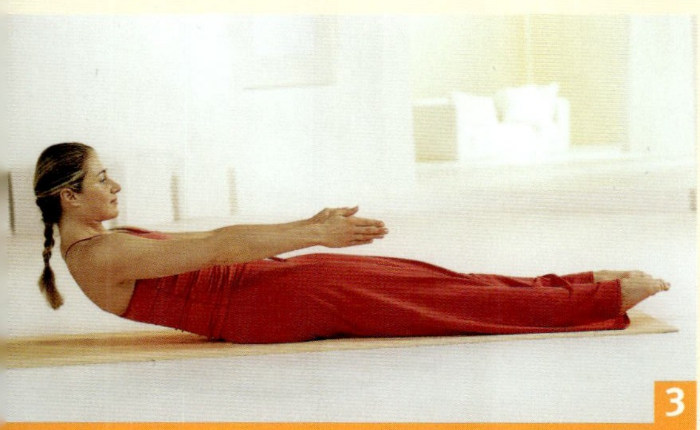

3

➤ Setzen Sie sich mit gestreckten Beinen und geradem Rücken auf den Boden. Die Arme strecken Sie in Schulterhöhe nach vorn aus. Atmen Sie zur Vorbereitung ein. [1]

➤ Mit dem Ausatmen ziehen Sie den Nabel nach innen und drücken die Lendenwirbelsäule zurück, sodass sich Ihr unterer Rücken nach hinten wölbt. Aufsteigend drücken Sie einen Wirbel nach dem anderen nach hinten. So spannt sich Ihr Rücken zu einem weiten Bogen.

➤ Der Oberkörper bleibt gebeugt, während Sie ihn einatmend so weit wie möglich nach vorn über die Beine neigen. Der Kopf bleibt eingerollt. Den Hals nicht herausrecken! [2]

➤ Bleiben Sie weiterhin gerundet und bewegen Sie beim Ausatmen den Oberkörper so weit nach hinten, dass Sie sich gerade noch halten können. Den Nabel ziehen Sie dabei fest nach innen. [3] Beim Einatmen bringen Sie den immer noch gerundeten Oberkörper wieder zur Mitte hoch und rollen in die Ausgangsposition auf.

Dehnung des Rückens

Wirkung

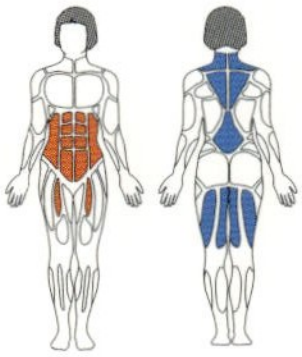

- *Dehnt den Rückenstrecker und die Beinrückseite.*
- *Mobilisiert die Wirbelsäule.*
- *Kräftigt die Bauchmuskulatur.*

Dauer & Wiederholungszahl

- Wiederholen Sie die gesamte Übungsabfolge drei- bis achtmal.

Tipps zum Üben

- Wenn es Ihnen schwer fällt, sich mit gestreckten Beinen gerade hinzusetzen, legen Sie sich ein Kissen, ein Telefonbuch oder Ähnliches unter den Po.
- Wenn Sie den Rücken runden, lassen Sie sich nicht sacken, sondern folgen Sie dem Gefühl, einen weiten, langen Bogen zu beschreiben.
- Lassen Sie den Rücken wirklich eingerollt, wenn Sie den Oberkörper nach vorn über die Beine beugen, damit Ihr Rückenstrecker intensiv gedehnt wird.
- Bewegen Sie den Oberkörper nur so weit nach hinten, solange Sie den Nabel immer noch nach innen gezogen halten können.

Wann ist Vorsicht geboten?

- Bei akuten Rückenschmerzen.
- Bei Bandscheibenproblemen.
- Bei Hüftbeschwerden.

Variante

- **Bei stark verspannter Rückenmuskulatur:** Viele empfinden es als besonders angenehm, in der Position zu verweilen, in der sie sich mit gerundetem Rücken nach vorn neigen. [2] Sobald Sie ein leichtes Muskelziehen im Rücken spüren, stoppen Sie die Bewegung. Atmen Sie einige Male tief in den Rücken hinein. Spüren Sie, wie der Atem den Rücken ausweitet. Das verstärkt die Dehnung. Danach rollen Sie Wirbel für Wirbel in die Ausgangsposition zurück.

Dehnung der Gesäßmuskulatur

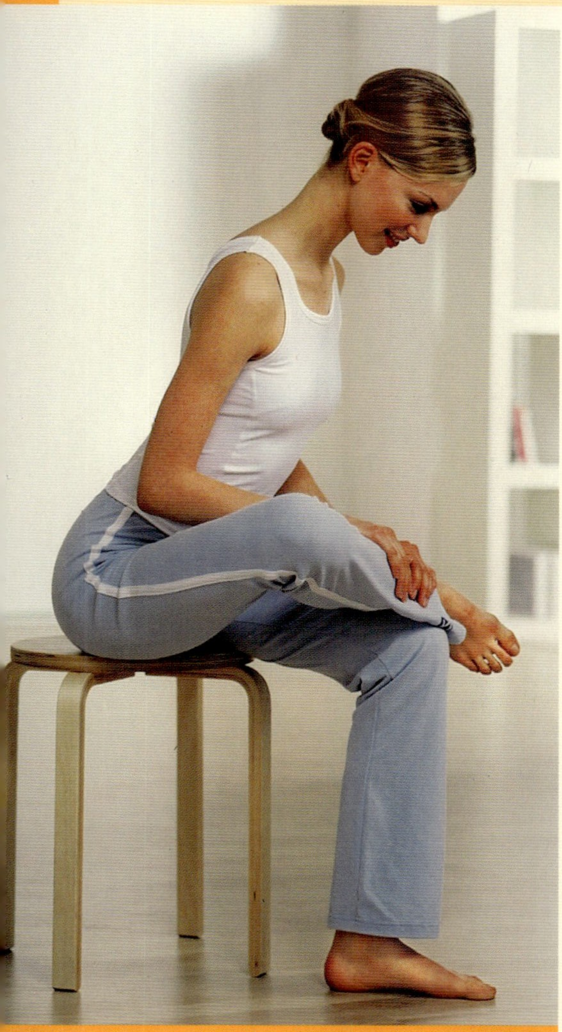

➤ Setzen Sie sich aufrecht auf einen Hocker, die Beine stehen hüftbreit auseinander.

➤ Legen Sie nun Ihren rechten Unterschenkel knapp über dem Sprunggelenk auf das linke Knie. Aktivieren Sie mit dem Ausatmen Ihr Powerhouse und richten Sie die Wirbelsäule vom Steißbein ausgehend auf, das heißt, Sie schieben das Steißbein leicht nach hinten heraus. Lassen Sie die Schultern dabei entspannt auf den Rippen ruhen. Verlängern Sie zugleich den Nacken, ganz so als trügen Sie einen Tonkrug auf dem Kopf.

➤ Lehnen Sie sich mit langem Rücken nach vorn, bis Sie in der rechten Gesäßhälfte eine Dehnung spüren.

➤ Zählen Sie langsam von 15 rückwärts, atmen Sie tief und entspannt und versuchen Sie mit jedem Ausatmen, die Gesäßmuskulatur weich werden zu lassen.

➤ Anschließend Seitenwechsel.

Dehnung der Gesäßmuskulatur

Wirkung

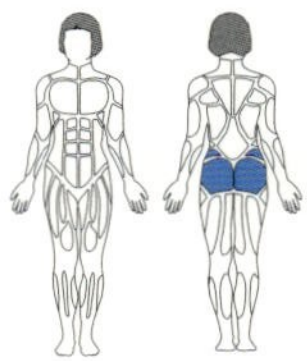

- *Dehnt die gesamte Gesäßpartie.*
- *Hilft bei Ischiasbeschwerden.*
- *Befreit den unteren Rücken von Spannungen.*
- *Richtet die Lendenwirbelsäule auf.*

Dauer & Wiederholungszahl

- Dehnungen jeweils etwa 20 Sekunden, also 6 bis 7 entspannte Atemzüge lang, halten.
- Abwechselnd auf jeder Seite zweimal. Dazwischen eine Pause, um die Beine auszuschütteln.

Tipps zum Üben

- Wenn die Gesäßmuskulatur stark verkürzt ist, neigt man dazu, sich mit rundem Rücken nach vorn zu lehnen. Hier hilft ein Spiegel zur Kontrolle. Ihr Rücken sollte wirklich aufrecht sein.
- Arbeiten Sie wieder mit der Vorstellung des »Entenpos«. Drücken Sie die vordere Kante Ihrer Sitzbeinhöcker fest auf die Sitzfläche Ihres Hockers und lehnen Sie sich dann nach vorn.

Wann ist Vorsicht geboten?

- Bei schweren Knieproblemen.

Varianten

- **So wird die Übung einfacher:** Manchmal reicht es schon an Dehnung, die Wirbelsäule in der beschriebenen Sitzposition von unten her aufzurichten und sich gerade hinzusetzen. Beim Ausatmen Spannung loslassen.
- **So wird die Übung intensiver:** Lassen Sie das angewinkelte Knie schwer in Richtung Boden fallen. Halten Sie trotzdem beide Sitzbeinhöcker auf dem Stuhl.
- **Bei Knieproblemen:** Die Übung »Arme öffnen« (Karte 31) ist eine knieschonende Alternative. Hier wird – quasi nebenbei – die gleiche Muskelpartie gedehnt.

Die Tulpe

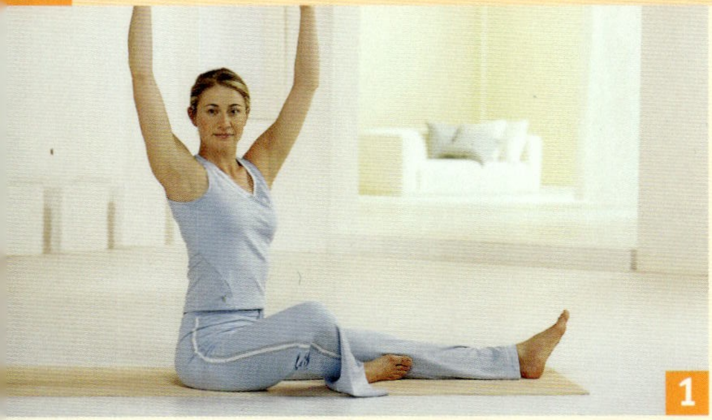

1

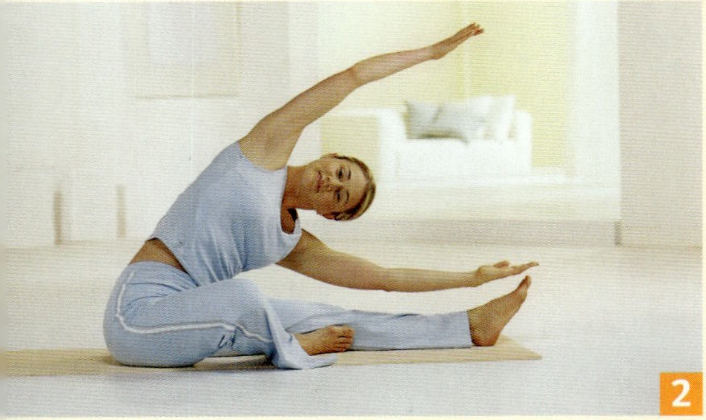

2

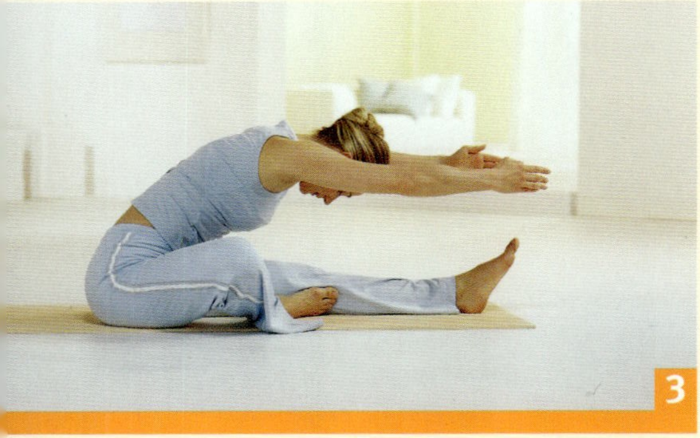

3

➤ Setzen Sie sich aufrecht hin. Winkeln Sie das rechte Bein an und lassen Sie das Knie locker sinken. Das linke Bein ist ausgestreckt. Der Rumpf zeigt in Richtung des gestreckten Beins. Mit dem Einatmen führen Sie beide Arme über die Seite nach oben. Drücken Sie die Schultern gleichzeitig nach unten. Mit dem Ausatmen drehen Sie den Oberkörper nach rechts zum angewinkelten Bein. [1]

➤ Öffnen Sie beim Einatmen die Arme seitlich bis auf Schulterhöhe und versuchen Sie dabei, die Wirbelsäule noch einmal zu verlängern. Bringen Sie beim Ausatmen den rechten Arm in einem weiten Bogen über den Kopf, während Sie den Oberkörper seitlich über das gestreckte linke Bein neigen. [2]

➤ Erst mit dem nächsten Einatmen drehen Sie den Oberkörper nach vorn, bis die Brust zum gestreckten Knie zeigt. Der Rücken ist möglichst gerade. [3]

➤ Rollen Sie mit dem Ausatmen den Oberkörper Wirbel für Wirbel auf. Die Arme hängen locker herab.

Die Tulpe

Wirkung

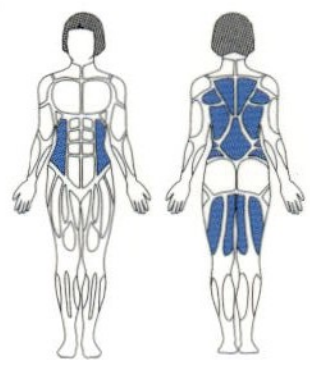

- *Dehnt die seitliche Rumpfmuskulatur, den Rückenstrecker sowie die Beinrückseite.*
- *Mobilisiert die Wirbelsäule.*
- *Wirkt bei fließendem Ablauf entspannend und ausgleichend.*

Dauer & Wiederholungszahl

- Wiederholen Sie die Bewegungsabfolge drei- bis siebenmal. Anschließend Seitenwechsel.

Tipps zum Üben

- Wenn Sie den Oberkörper drehen, achten Sie darauf, ihn um eine gerade Achse zu drehen.
- Beim Öffnen der Arme bleibt der Rücken noch gerade. Häufig passiert es, dass sich der Oberkörper hier schon zu neigen beginnt. Dies sollten Sie vermeiden.
- Strecken Sie die Wirbelsäule nach oben. Stellen Sie sich vor, Sie seien eine Tulpe, die ihre Blütenblätter (= Arme) öffnet, um die Narbe (= Kopf) herauszustrecken.
- Wenn Sie den Oberkörper zur Seite neigen, achten Sie darauf, dass die obere Schulter nicht nach vorn fällt, sondern hinten bleibt, und so die Brust nach vorn offen ist.

Wann ist Vorsicht geboten?

- Bei akuten Rückenschmerzen.
- Bei Bandscheibenproblemen.
- Bei Knieproblemen.

Variante

- **So wird die Übung einfacher:** Sollte Ihnen das Anwinkeln des Knies Probleme bereiten, strecken Sie im Sitzen beide Beine nach vorn und führen Sie die Übung in dieser Position aus.

Das Rad

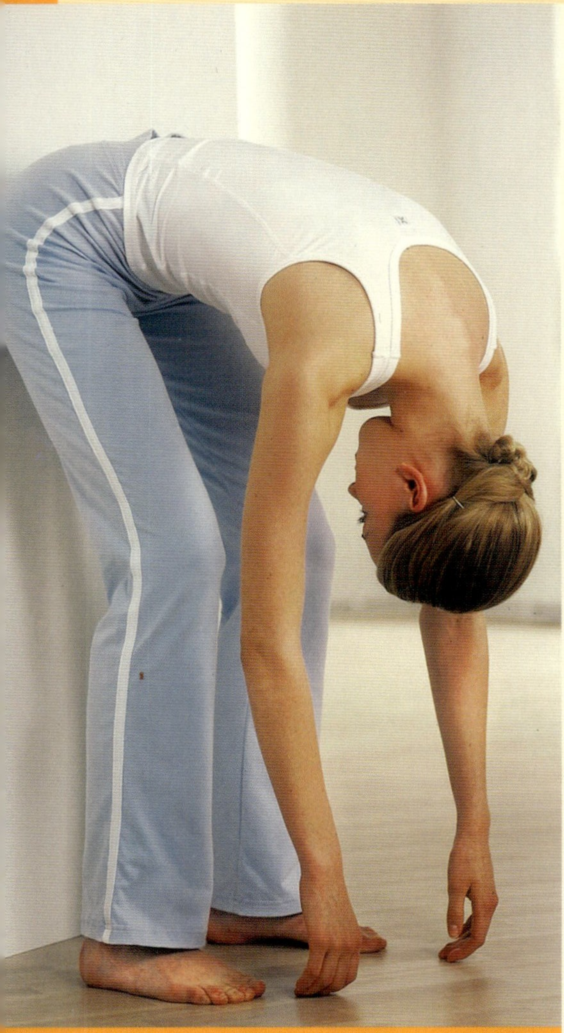

➤ Sie stehen aufrecht an eine Wand gelehnt, die Füße eine halbe Schrittlänge von der Wand entfernt, die Knie sind leicht gebeugt, das Becken ist neutral, das heißt, Sie können auf Taillenhöhe eine Hand zwischen Ihren Rücken und die Wand schieben. Die Schultern ruhen entspannt an der Wand, der Kopf hat keinen Kontakt zur Wand. Die Arme hängen locker an den Seiten herunter.

➤ Mit dem Ausatmen aktivieren Sie Ihr Powerhouse. Rollen Sie das Kinn zum Brustbein und dann die Wirbelsäule Wirbel für Wirbel nach unten, bis Ihre Hände den Boden berühren.

➤ Schieben Sie Ihr Steißbein mit aktivem Powerhouse in Richtung Decke, bis Sie in den hinteren Oberschenkeln eine Dehnung spüren. Die Knie bleiben gebeugt.

➤ Gönnen Sie sich fünf entspannte Atemzüge und rollen Sie mit aktivem Powerhouse wieder hoch, bis Ihre Schultern – nicht Ihr Kopf – die Wand berühren.

Das Rad

Wirkung

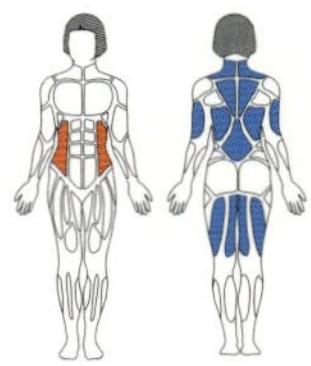

- *Eine hervorragende Entspannungsübung. Ideal für Vielsitzer.*
- *Dehnt und lockert den gesamten Rücken und die hinteren Oberschenkel.*
- *Mobilisiert die Wirbelsäule.*

Dauer & Wiederholungszahl

- Mindestens drei Wiederholungen.

Tipps zum Üben

- Halten Sie während der gesamten Übung die Knie gebeugt. Beugen Sie sie etwas stärker, bevor Sie hochrollen; das erleichtert die Rollbewegung.
- Achten Sie darauf, dass Ihre Knie sich nicht »anschauen«, sondern geradeaus gerichtet sind.
- Nutzen Sie wieder Ihren Atem, um Spannungen im Körper zu reduzieren. Mit jedem Ausatmen fällt eine Sorge, ein Problem von Ihren Schultern.
- Kontrollieren Sie, nachdem Sie wieder hochgerollt sind, Ihre Schultern. Sind sie locker oder etwa »an den Ohren hängen geblieben«? Lassen Sie sie weich auf den Brustkorb fallen.

Wann ist Vorsicht geboten?

- Bei akuten Bandscheibenproblemen.
- Bei massiven Knieproblemen.
- Bei Neigung zu Schwindelattacken.

Variante

- **Bei Schwindelgefühl oder Knieproblemen:** Statt im Stehen machen Sie die Übung im Sitzen. Setzen Sie sich aufrecht auf einen Hocker, auf den Sie zuvor ein bis zwei dicke Telefonbücher gelegt haben. Führen Sie nun die Rollbewegung sitzend aus.

Das Zifferblatt

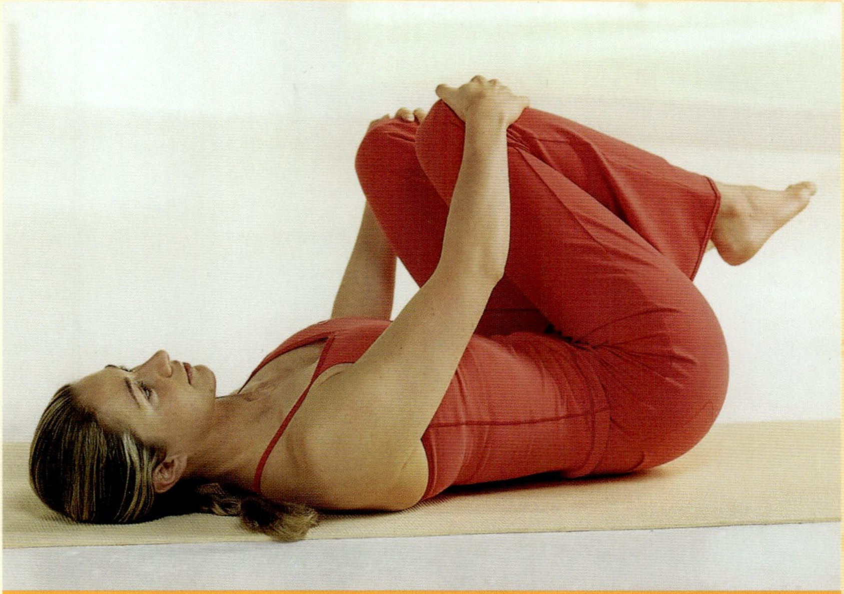

➤ Rückenlage. Ziehen Sie die Beine zur Brust und umfassen Sie sie unterhalb der Knie.

➤ Lassen Sie die Beine so locker wie möglich, während Sie mit den Armen eine Kreisbewegung ausführen. Becken, Kreuzbein und Lendenwirbelsäule werden so angenehm massiert.

➤ Die Atmung richtet sich nach der Geschwindigkeit der Bewegung. Achten Sie auf langsame, kleine Bewegungen und wählen Sie dazu die Atemvariante, die Ihnen angenehmer ist:
Atemvariante 1: Atmen Sie mit der ersten Kreisbewegung ein. Atmen Sie während der zweiten Kreisbewegung wieder aus.
Atemvariante 2: Atmen Sie ein, während Sie die Beine vom Körper wegführen. Wenn Sie die Beine wieder zum Körper heranführen, atmen Sie aus. Wechseln Sie nach einiger Zeit die Kreisrichtung.

Das Zifferblatt

Wirkung

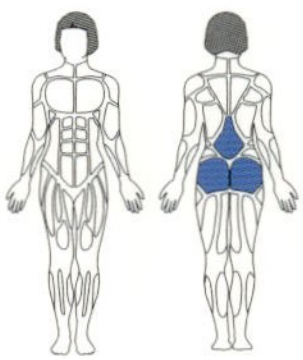

- *Massiert Becken, Lendenwirbel und Kreuzbein.*
- *Entspannt, entlastet und dehnt die Rückenmuskulatur.*
- *Entspannt auch mental.*

Dauer & Wiederholungszahl

- Lassen Sie die Beine in jede Richtung fünf- bis zehnmal kreisen.

Tipps zum Üben

- Tragen Sie bei dieser Übung bitte immer eine Hose mit weichem Bund. Ein harter Bund – wie bei Jeans – oder gar ein Gürtel können leicht Schmerzen an der Wirbelsäule verursachen.
- Folgende Visualisierung hilft Ihnen bei der Kreisbewegung: Stellen Sie sich vor, unter Ihrem Becken liege ein Zifferblatt. Sie bewegen sich nun wie der Uhrzeiger von einer Zahl zur nächsten, ohne eine Zahl auszulassen. So entstehen schöne, gleichmäßige Kreisbewegungen. Dann entgegen dem Uhrzeigersinn.
- Führen Sie die Beine nur so weit weg vom Körper, wie Ihre Arme problemlos und entspannt reichen können und der Kopf locker am Boden liegen bleibt.
- Der Rumpf soll locker und der gesamte Körper so entspannt wie möglich sein.

Wann ist Vorsicht geboten?

- Bei akuten Rückenschmerzen.
- Bei Bandscheibenproblemen.

Variante

- **Schaukelbewegung:** Statt eine Kreisbewegung auszuführen, kann man mit den nah an den Oberkörper herangezogenen Beinen sanft nach rechts und links schaukeln und so die Wirbelsäule sanft massieren.

Arme öffnen

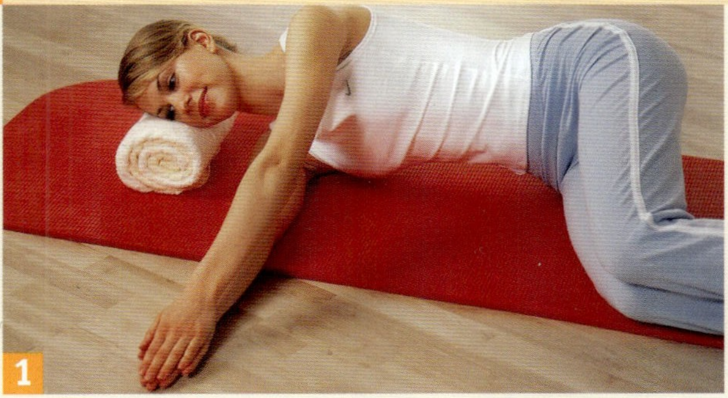

1

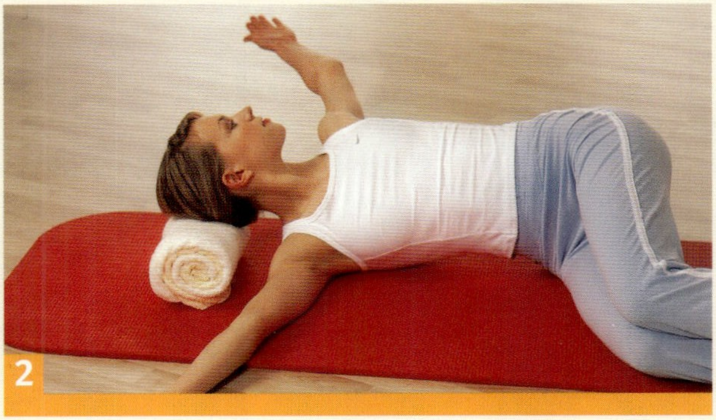

2

➤ Begeben Sie sich in Seitlage. Zwei Handtücher liegen zusammengerollt unter Ihrem Kopf. Die Arme sind lang nach vorn ausgestreckt. Die Beine sind angewinkelt, sodass Sie sowohl im Hüft- als auch im Kniegelenk einen rechten Winkel haben. Die Knie ruhen aufeinander. [1]

➤ Stabilisieren Sie sich mit dem Ausatmen, schieben Sie die obere Hand lang nach vorn heraus. Heben Sie nun den Arm ab, dieser öffnet zur Decke und weiter bis hinter Sie. Ihr Blick folgt der Hand, die Wirbelsäule rollt mit, die Knie bleiben fest aufeinander und geschlossen. [2]

➤ Führen Sie den Arm in der Endposition ein paar Zentimeter in Richtung Kopf, das verstärkt die Dehnung.

➤ Gehen Sie bis an den Punkt, an dem Sie eine Dehnung im vorderen Schulter- beziehungsweise Oberarmbereich spüren. Halten Sie die Position für drei entspannte Atemzüge und kehren Sie zur Ausgangsposition zurück.

Wirkung

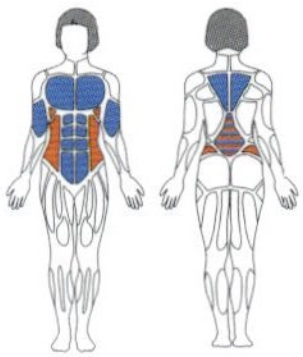

- *Stabilisiert Becken und Bauch.*
- *Mobilisiert die Wirbelsäule.*
- *Dehnt die Brustmuskulatur.*

Dauer & Wiederholungszahl

- Drei Wiederholungen auf einer Seite, dann Seitenwechsel.

Tipps zum Üben

- Heben Sie in der Seitlage kurz das Becken an und verschieben Sie es zwei bis drei Zentimeter nach hinten, denn meist liegt das Becken etwas zu weit vorn.
- Achten Sie darauf, dass Sie den Schultergürtel weit und offen halten. Das fällt leichter, wenn Sie die Schraubbewegung wirklich von der Lendenwirbelsäule ausgehen lassen. Wie? Lassen Sie, nachdem Sie die Arme geöffnet haben und diese zur Decke zeigen, die jeweils obere Hälfte Ihres Brustkorbs nach hinten fallen. Denken Sie sich zugleich eine lange Linie von Mittelfinger zu Mittelfinger. Führen Sie das Kinn, ohne abzuheben, leicht zum Brustbein.

Wann ist Vorsicht geboten?

- Bei akuten Nackenproblemen.
- Bei Bandscheibenproblemen.

Varianten

- **Bei Nackenschmerzen in der Endposition:** Schauen Sie Ihren Händen nicht bis in die Endposition hinterher, sondern nur bis zur Decke. Drehen Sie den Kopf zwei- bis dreimal hin und her. Das befreit von Verspannungen.
- **Kreidekreise:** Anspruchsvoller wird die Übung, wenn Sie aus der Anfangsposition heraus den gestreckten Arm am Boden entlang in einem großen Kreis um Sie herum führen, ganz so, als wollten Sie einen Kreis zeichnen.

Nasen-Acht

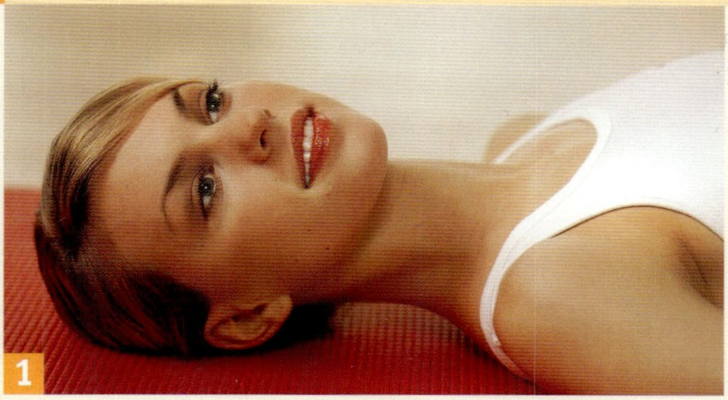

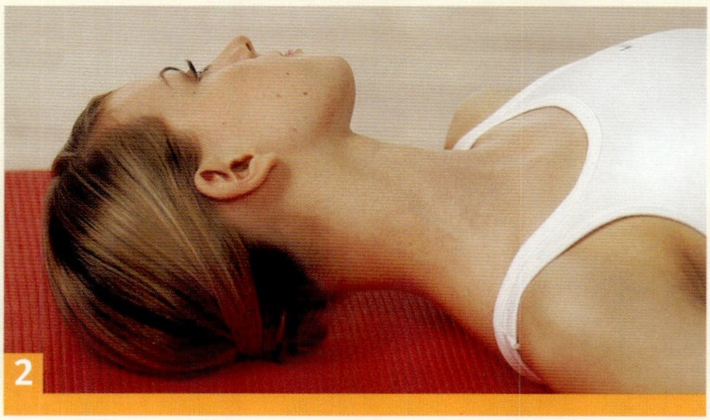

➤ Begeben Sie sich in die Rückenlage. Die Beine sind hüftbreit aufgestellt, die Arme liegen seitlich am Körper. Der Blick ist zur Decke gerichtet, der Nacken entspannt.

➤ Atmen Sie gleichmäßig weiter. Sie brauchen die Bewegungen bei dieser Übung nicht an den Atemrhythmus anzupassen. Beschreiben Sie nun mit dem Kopf einen Kreis zur rechten Seite und kommen Sie in die Mittelposition zurück. [1] Beschreiben Sie dann einen Kreis zur linken Seite und kommen Sie erneut zurück zur Mitte. [2]

➤ Versuchen Sie, die Kreise nach rechts und links zu einer fließenden Bewegung zu verbinden, welche die Form einer liegenden Acht bildet. Die Größe der Kreise ist dabei nicht von Bedeutung; wichtig ist, dass Ihnen der Bewegungsablauf angenehm ist.

Nasen-Acht

Wirkung

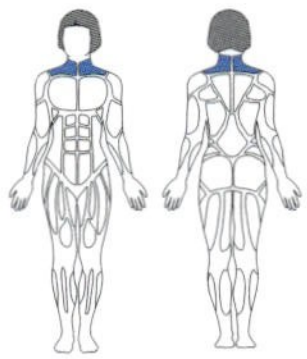

➤ *Lockert und entspannt die Nackenmuskulatur.*

Dauer & Wiederholungszahl

➤ Malen Sie fünf bis zehn vollständige Achten in die Luft.

Tipps zum Üben

➤ Konzentrieren Sie sich auf Ihre Halswirbelsäule, um zu spüren, welche Größe und Geschwindigkeit der Bewegung Ihnen gut tut.

➤ Beginnen Sie mit langsamen und kleinen Bewegungen.

➤ Bitte keine ruckartigen Bewegungen, sondern gleichmäßig, rund und fließend.

➤ Der Rumpf soll locker und der gesamte Körper so entspannt wie möglich sein. Die Bewegung soll sich leicht anfühlen, Sie brauchen dazu keinerlei Kraftaufwand.

Wann ist Vorsicht geboten?

➤ Bei Problemen im Bereich der Halswirbelsäule.

Variante

➤ **Nasen-Spiralen:** Statt einer Acht können Sie auch eine imaginäre Spirale in die Luft zeichnen. Sie atmen gleichmäßig ein und aus, während Sie erst kleine, dann immer größer werdende Kreise beschreiben. Dann kehren Sie um und verfolgen die Spirale wieder zurück nach innen. Die Kreise werden immer kleiner, bis Sie wieder in der Ausgangsposition ankommen. Achten Sie darauf, die Kreisbewegung gleichmäßig in alle Richtungen auszuführen. Malen Sie die Spirale nur so groß, wie es für Sie angenehm ist.

Dehnung des Nackens

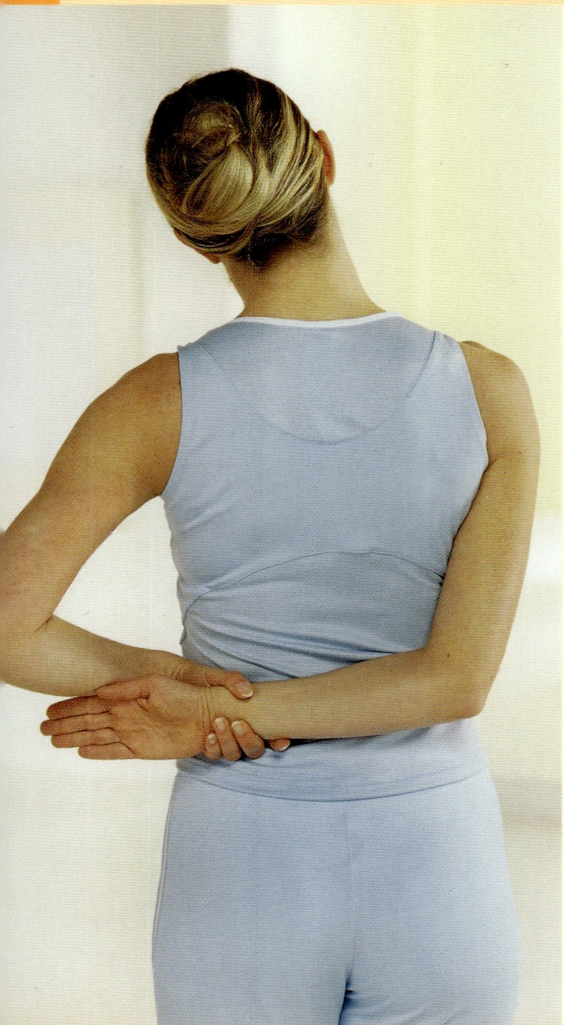

➤ Stellen oder setzen Sie sich aufrecht hin. Legen Sie einen Arm hinter den Rücken, der Ellbogen ist im rechten Winkel gebeugt. Die Hand des anderen Arms umfasst den Unterarm, der hinter dem Rücken liegt, und zieht sanft daran.

➤ Neigen Sie den Kopf zu der Seite, auf der sich beide Hände befinden.

➤ Spüren Sie die Dehnung seitlich im Nacken und verbleiben Sie in dieser Position. Atmen Sie einige Atemzüge tief ein und aus. Sie können auch das Kinn leicht nach vorn absenken. Finden Sie heraus, in welcher Position Sie die Dehnung seitlich im Nacken am besten spüren.

➤ Anschließend Seitenwechsel.

Dehnung des Nackens

Wirkung

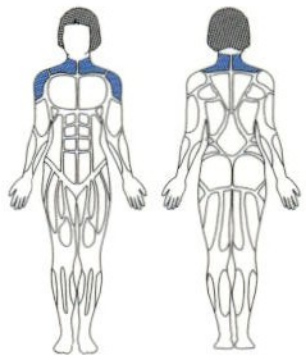

- *Lockert und entspannt die Nackenmuskulatur.*
- *Mobilisiert die Halswirbelsäule.*
- *Entspannt auch mental.*

Dauer & Wiederholungszahl

- Atmen Sie einige Atemzüge tief ein und aus. Anschließend Seitenwechsel.

Tipps zum Üben

- Umfassen Sie wirklich den Unterarm. Wenn Sie nämlich an der Hand ziehen, kann dies Schmerzen im Handgelenk verursachen.
- Stellen Sie sich vor, Sie schicken Ihren Atem genau an die Stelle Ihres Körpers, an der Sie die Dehnung spüren. In diesem Fall also seitlich in den Nacken. Diese Vorstellung hilft Ihnen, wirklich die richtige Stelle zu dehnen und gleichzeitig zu entspannen.
- Dehnen Sie immer ganz sanft.

Wann ist Vorsicht geboten?

- Bei Problemen in der Halswirbelsäule.
- Bei Problemen im Schulter- oder Ellbogengelenk.

Variante

- **Bei Problemen im Schulter- oder Ellbogengelenk:** Statt den einen Arm hinter den Rücken zu legen, hängen beide Arme locker herab. Neigen Sie den Kopf zu einer Seite, während Sie die Schulter der anderen Seite ganz bewusst in Richtung Boden sinken lassen. Atmen Sie zwei- bis dreimal tief durch, bevor Sie die Dehnung langsam lösen und dann die andere Seite ebenso dehnen.

Das Nadelöhr

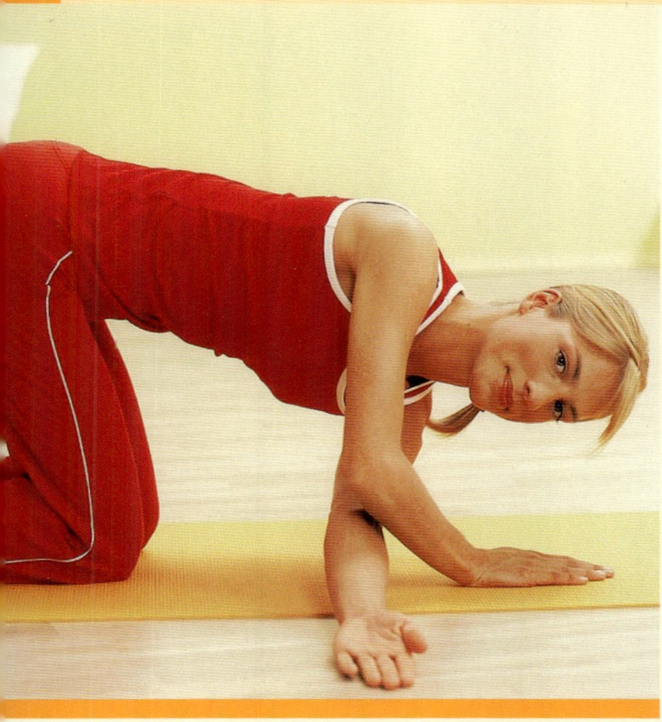

➤ Begeben Sie sich in den Vierfüßlerstand. Die Beine sind hüftbreit aufgestellt, die Hände direkt unter den Schultern. Das meiste Gewicht ruht auf den Knien. Atmen Sie zur Vorbereitung in die unteren Rippen.

➤ Aktivieren Sie mit dem Ausatmen Ihr Powerhouse. Geben Sie Ihr Gewicht auf den rechten Arm, heben Sie den linken Arm ab und lassen Sie den linken Handrücken am Boden entlang zwischen rechtem Knie und rechter Hand durchgleiten.

➤ Schieben Sie Ihr Becken leicht nach links und beugen Sie den Standarm, sodass sich Ihre linke Schulter dem Boden nähert.

➤ Halten Sie Nacken und Wirbelsäule lang und schauen Sie Ihrer Hand hinterher.

➤ Führen Sie die Hand so weit nach rechts, bis Sie in der linken Rückenhälfte eine angenehme Dehnung spüren.

➤ Halten Sie die Position für ein bis zwei entspannte Atemzüge und kehren Sie zur Ausgangsposition zurück.

➤ Danach Seitenwechsel.

Das Nadelöhr

Wirkung

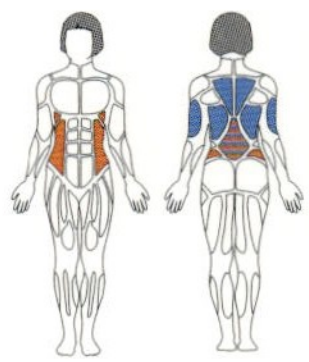

- *Stabilisiert Becken und Bauch.*
- *Dehnt die Rückenmuskulatur und das Gesäß.*
- *Mobilisiert die Wirbelsäule.*

Dauer & Wiederholungszahl

- Dreimal pro Seite, immer abwechselnd.

Tipps zum Üben

- Auch bei dieser Übung empfiehlt sich das Bild des »Entenpos«. Schieben Sie Ihr Steißbein sanft nach hinten heraus, das verstärkt die Dehnung.
- Den Schultergürtel können Sie weit und offen halten, indem Sie Hand und Ellbogen Ihres Standarms leicht in den Boden und vom Gefühl her zu sich heranziehen.
- Wichtig: Halten Sie Ihr Gewicht möglichst auf den Knien. Schieben Sie das Gesäß etwas nach hinten.

Wann ist Vorsicht geboten?

- Bei schweren Knieproblemen.
- Bei akuten Bandscheibenproblemen.

Varianten

- **Stabilisiert den Schultergürtel, entlastet die Knie:** Setzen Sie sich aufrecht auf einen Stuhl, stützen Sie einen Arm auf einen Tisch auf und führen Sie mit dem anderen Arm die Schraubbewegung durch. Ziehen Sie Hand und Ellbogen des Standarms imaginär nach unten und zu sich. Halten Sie den Arm dabei lang.
- **So wird die Übung intensiver:** Legen Sie einen halb aufgepusteten Wasserball direkt unter Ihrem Schultergürtel auf den Boden und platzieren Sie den Handrücken des Spielarms auf dem Ball. Geben Sie ein wenig Druck auf den Handrücken und führen Sie nun die Schraubbewegung durch.

Roll-over

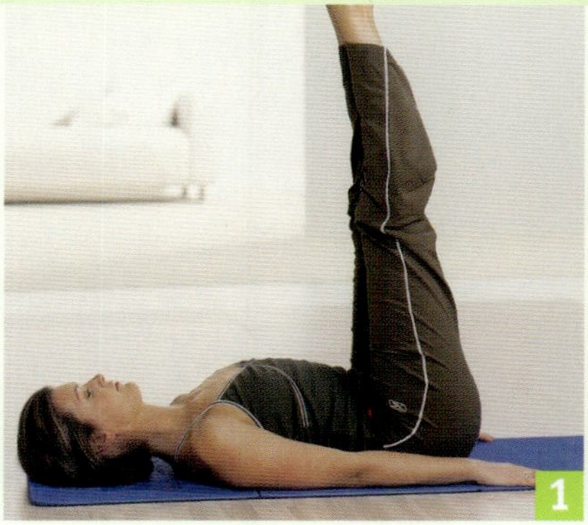

1

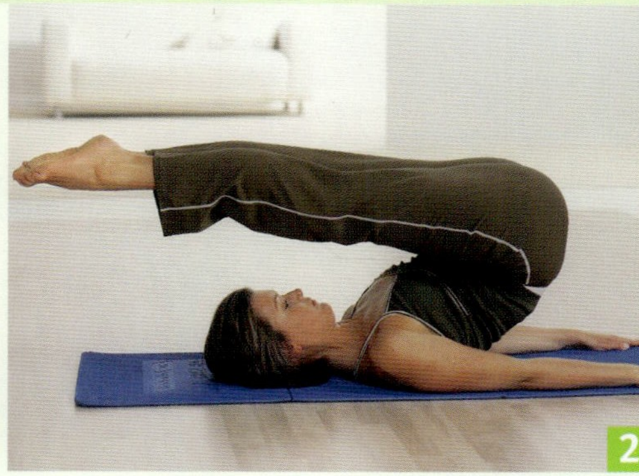

2

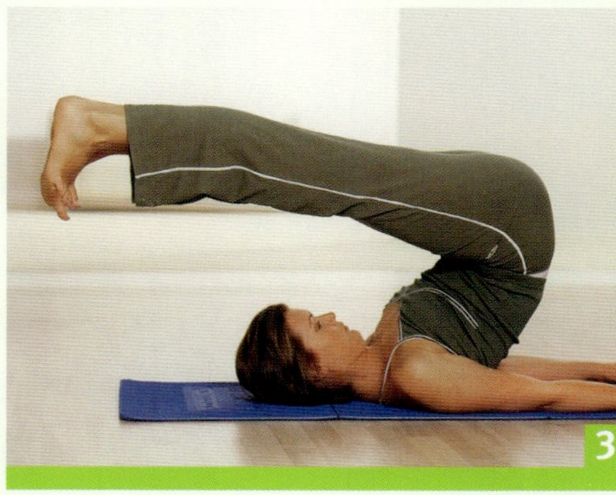

3

➤ Begeben Sie sich in die Neutrale Position. Die Beine sind geschlossen und lang nach oben gestreckt. Die Arme liegen dicht am Körper. [1]

➤ Atmen Sie zur Vorbereitung ein, mit dem Ausatmen aktivieren Sie Ihr Powerhouse.

➤ Drücken Sie die Handflächen sanft in den Boden und führen Sie die Beine in einer Diagonale hinter den Kopf. [2]

➤ Heben Sie das Becken durch die Kraft des Powerhouse und mithilfe der Arme und rollen Sie die Wirbelsäule Wirbel für Wirbel nach hinten.

➤ Rollen Sie bis zur Mitte des Brustkorbs, die Beine sind lang ausgestreckt und etwas höher als diagonal.

➤ Halten Sie Ihr Powerhouse fest, schieben Sie die Fersen lang heraus und öffnen Sie die Beine hüftbreit. Drücken Sie Ihre Handgelenke fest in den Boden und schieben Sie die Arme lang nach unten heraus. [3]

➤ Nun zurück zur Ausgangsposition.

Roll-over

Wirkung

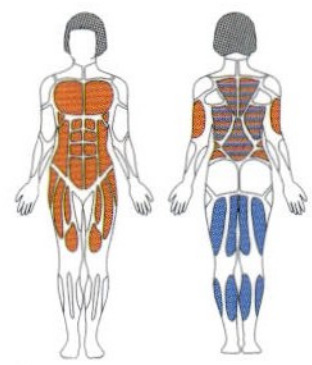

- *Kräftigt die Bauchmuskulatur, die vorderen Oberschenkel, die seitliche Rückenmuskulatur und die hinteren Oberarme.*
- *Fördert das muskuläre Zusammenspiel.*
- *Dehnt die hinteren Oberschenkel und den Rücken.*
- *Mobilisiert die Wirbelsäule.*

Dauer & Wiederholungszahl

- Anfangs nicht häufiger als dreimal, da die Übung sehr anspruchsvoll ist.

Tipps zum Üben

- Ein guter Indikator dafür, ob Sie zu stark im Schultergürtel arbeiten, ist, ob beim Abrollen der Kopf abheben möchte oder nicht.
- Schieben Sie die Hände weit nach unten heraus. Verstärken Sie den Druck auf Handgelenke und Unterarme. Das weitet und entlastet den Schultergürtel.
- Arbeiten Sie mit kleinstmöglicher Anspannung. Stellen Sie sich vor, Sie führten die Übung in der Schwerelosigkeit des Weltalls aus.

Wann ist Vorsicht geboten?

- Bei Nackenbeschwerden.
- Bei akuten Bandscheibenproblemen.

Varianten

- **So wird die Übung einfacher:** Beugen Sie die Beine beim Abrollen im Knie leicht.
  Sie können sich die Übung schonend erarbeiten, indem Sie ein fest gerolltes Badetuch unter Ihrem Becken platzieren.
- **So wird die Übung schwieriger:** Strecken Sie die Arme während der Rollbewegung lang hinter dem Kopf aus. Das fordert den Bauch. Nur für echte Profis!

Open Leg Rocker

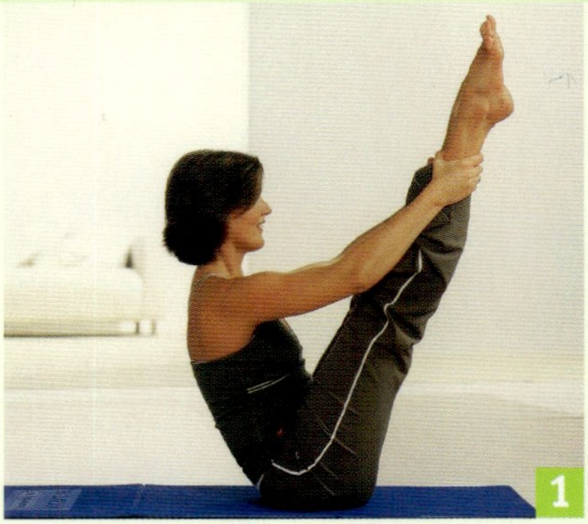

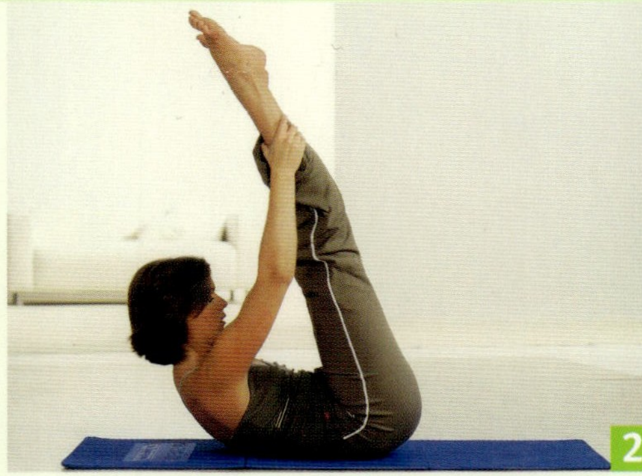

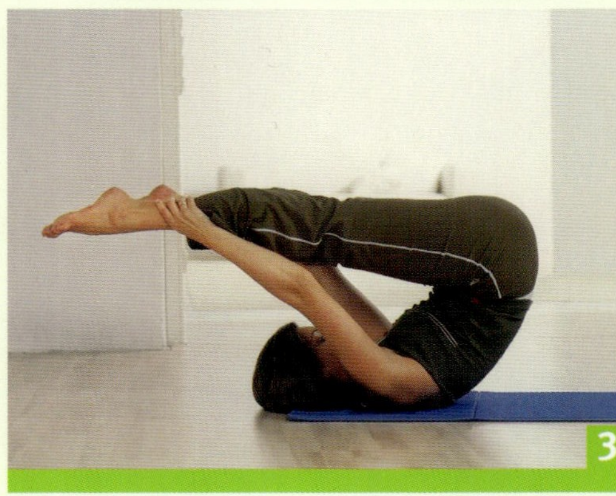

➤ Aufrecht sitzend umfassen Sie von außen die Schienbeine möglichst nahe dem Knöchel, die Schultern ruhen auf den Rippen, die Wirbelsäule ist lang. Aktivieren Sie mit dem Ausatmen Ihr Powerhouse. Verlagern Sie das Gewicht leicht nach hinten, heben Sie die aufgestellten Beine ab und strecken Sie nacheinander beide Beine V-förmig geöffnet nach oben aus. [1]

➤ Schicken Sie Ihren Blick auf die Schambeinfuge. Verlagern Sie den Bauchnabel weiter nach hinten. [2]

➤ Rollen Sie über die Wirbelsäule rückwärts bis zum Schultergürtel, die Schulterblattspitzen berühren noch den Boden, Kopf und Hals bleiben abgehoben. [3]

➤ Rollen Sie kontrolliert wieder zurück – das Brustbein führt, Arme und Beine bleiben lang, der Bauch flach, die Schultern weit und offen. Rollen Sie bis zu Ihrem Balancepunkt zurück und versuchen Sie, diese Position zwei bis drei Sekunden zu halten.

Open Leg Rocker

36

Wirkung

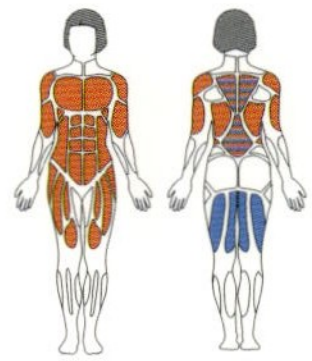

- *Kräftigt Bauch, Oberschenkel und Schulterstabilisatoren.*
- *Mobilisiert und massiert die Wirbelsäule.*
- *Fördert die Körperbalance und das muskuläre Zusammenspiel.*

Dauer & Wiederholungszahl

- Langsam und kontrolliert drei bis fünf Wiederholungen.

Tipps zum Üben

- Die korrekte Ausführung ist bei dieser Übung besonders wichtig. Holen Sie beispielsweise den Schwung für das Zurückrollen aus dem Schultergürtel, wird die Rollbewegung unkontrolliert. Dadurch kann Ihre Körperspannung in der Endposition in sich zusammenfallen, Sie können sich im Nacken verletzen. Achten Sie deshalb darauf, nach hinten zu rollen, indem Sie den Bauchnabel nach hinten ziehen, sprich die Lendenwirbelsäule runden.
- Halten Sie diese Rundung in der Endposition, rollen Sie nur bis auf den Schultergürtel und lassen Sie die Nase wieder nach vorn ziehen. Das verlangsamt die Bewegung und kontrolliert den Schwung.

Wann ist Vorsicht geboten?

- Bei akuten Rückenbeschwerden jedweder Art.

Variante

- **So wird die Übung einfacher:** Üben Sie, die Balance zu halten, bevor Sie tatsächlich herunterrollen, indem Sie für den Anfang nur die Ausgangsposition einnehmen und diese zu halten versuchen. Das kräftigt die Stabilisatoren. Ziehen Sie den Bauchnabel weit nach hinten. Spüren Sie die beginnende Rundung, rollen Sie aber noch nicht ab.

Double Leg Stretch

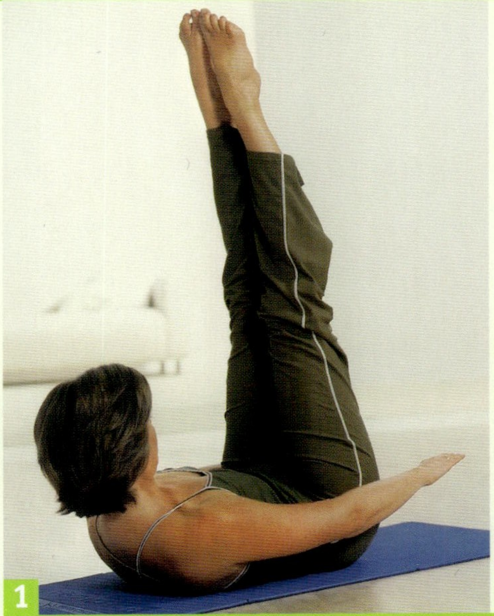

1

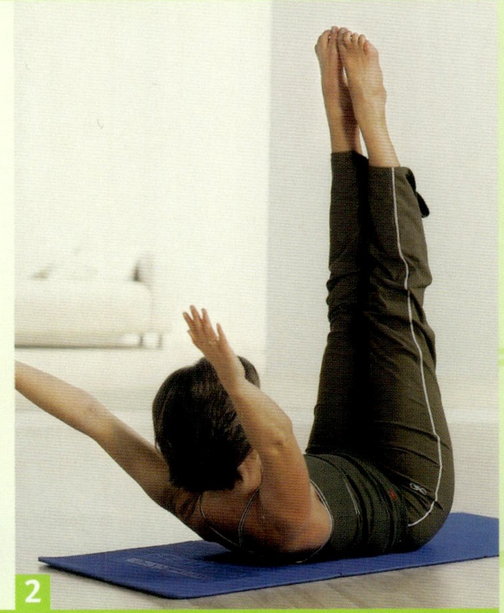

2

➤ Rückenlage. Die Beine sind abgehoben und im Knie im rechten Winkel gebeugt. Die Arme ruhen entspannt neben Ihnen. Aktivieren Sie mit dem Ausatmen Ihr Powerhouse.

➤ Halten Sie Ihr Powerhouse mit dem Einatmen fest, bringen Sie dann das Kinn zum Brustbein und heben Sie den Kopf ab. Schieben Sie die Hände weit nach unten heraus, sodass sich die Arme lang strecken und ein paar Zentimeter abheben.

➤ Strecken Sie die Beine lang gestreckt zur Decke. Ihr unterer Rücken schmiegt sich an den Boden. [1]

➤ Halten Sie die Rundung im oberen Rücken und halten Sie den Bauch flach, lassen Sie den Blick auf der Schambeinfuge ruhen und führen Sie mit dem Ausatmen Ihre Arme lang gestreckt hinter den Kopf. [2]

➤ Halten Sie die Position ein bis zwei Sekunden, führen Sie die Arme wieder zurück und lösen Sie die Position auf.

Double Leg Stretch

Wirkung

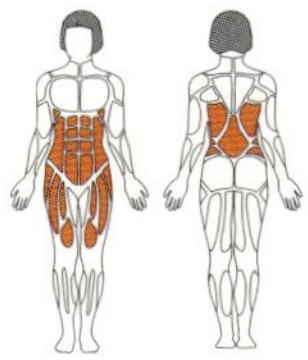

- *Kräftigt die gesamte Bauchmuskulatur, die vorderen Oberschenkel und die Schulterstabilisatoren.*
- *Mobilisiert die obere Wirbelsäule.*

Dauer & Wiederholungszahl

- Anfangs nicht häufiger als vier- bis fünfmal wiederholen. Dann langsam steigern.

Tipps zum Üben

- Beobachten Sie Ihren Schultergürtel genau. Ist er noch weit und offen? Ist er noch in seiner Position oder hat er seine Höhe verloren? Merken Sie sich den Punkt am Rücken, bis zu dem Sie hochgerollt sind, und halten Sie diesen während der ganzen Übung.
- Helfen Sie sich bei der Übungsausführung, indem Sie sich vorstellen, Ihre Lendenwirbelsäule sei fest mit dem Boden verschmolzen und der abgehobene obere Rücken ruhe auf einem Kissen.
- Ein Blick in einen bodentiefen Spiegel hilft Ihnen zu kontrollieren, dass wirklich die Schulterblätter und nicht nur Kopf und Hals abgehoben sind.

Wann ist Vorsicht geboten?

- Bei starken Verspannungen im Nacken.
- Bei starkem Rundrücken.

Varianten

- **So wird die Übung einfacher:** Stellen Sie die Füße hüftbreit auf, etwa zwei Schritte vom Gesäß entfernt, und machen Sie nur die beschriebenen Armbewegungen.
- **So wird die Übung schwieriger:** Bringen Sie die ausgestreckten Beine in eine leichte Diagonale, von Ihnen weg. Halten Sie in der Lendenwirbelsäule unbedingt den Kontakt mit dem Boden.

Swimming

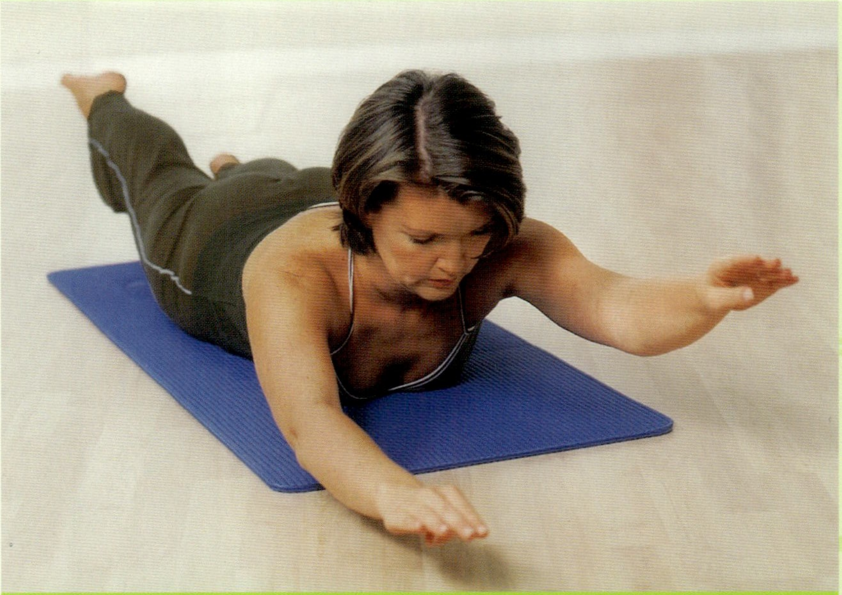

➤ Bauchlage. Arme und Beine sind lang ausgestreckt. Atmen Sie zur Vorbereitung ein und schieben Sie die Hände sanft nach oben heraus. Aktivieren Sie Ihr Powerhouse, ziehen Sie die Schulterblätter bewusst nach hinten-unten in Richtung Fersen.

➤ Geben Sie einen leichten Druck auf die ausgestreckten Füße, sodass sich die Knie strecken, und heben Sie gleichzeitig Arme, Beine und Kopf wenige Zentimeter an. Der Nacken bleibt lang, Ihr Blick ist auf den Boden vor Ihnen gerichtet.

➤ Halten Sie Arme und Beine lang gestreckt und paddeln Sie mit Armen und Beinen diagonal abwechselnd ruhig und präzise. Ihr Bauch bleibt flach, die Schultern weit weg von den Ohren, der Rumpf stabil.

➤ Zählen Sie während des Paddelns langsam von fünf rückwärts, dann legen Sie Beine, Kopf und Arme ab.

Swimming

Wirkung

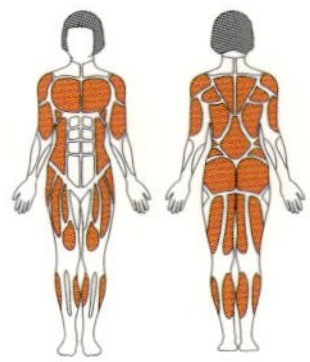

- *Kräftigt die tief liegenden Rumpfstabilisatoren, die gesamte Rücken-Armuskulatur, Arme, Gesäß und Beine.*
- *Richtet die Wirbelsäule auf.*

Dauer & Wiederholungszahl

- Machen Sie zunächst einen Satz, später zwei bis drei Sätze. Während eines jeden Satzes langsam von fünf rückwärts zählen.

Tipps zum Üben

- Das Schwimmen ist eine große Herausforderung vor allem für den Nacken und Ihre Koordinationsfähigkeit. Gehen Sie die Übung bewusst langsam an und beobachten Sie sich dabei genau: Atmen Sie regelmäßig? Fühlt sich der Nacken verkrampft oder relativ locker an?
- Um die Schultern zu stabilisieren, stellen Sie sich vor, die Schulterblätter seien mittels dicker Gummibänder am Rücken befestigt und würden in Richtung Füße gezogen.
- Halten Sie unbedingt das Powerhouse aktiv.

Wann ist Vorsicht geboten?

- Bei Problemen in der Lendenwirbelsäule.
- Bei Problemen im Nacken.

Variante

- **Vorbereitende Übungen:** Die Übung »Stern« (Karte 3) und die Variante Paddeln auf der Karte 12 (»Heel Beats«, Stärkung der Rückenrotatoren) bereiten auf einem einfacheren Level auf das Schwimmen, »Swimming«, vor. Keine Angst, die Übungen sind dennoch anspruchsvoll genug.

Shoulder Bridge

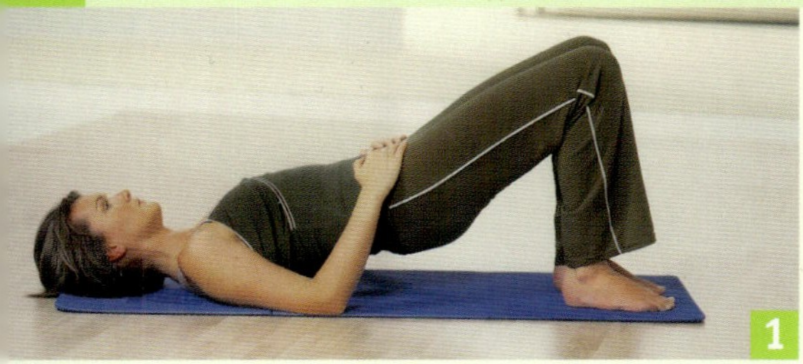

1

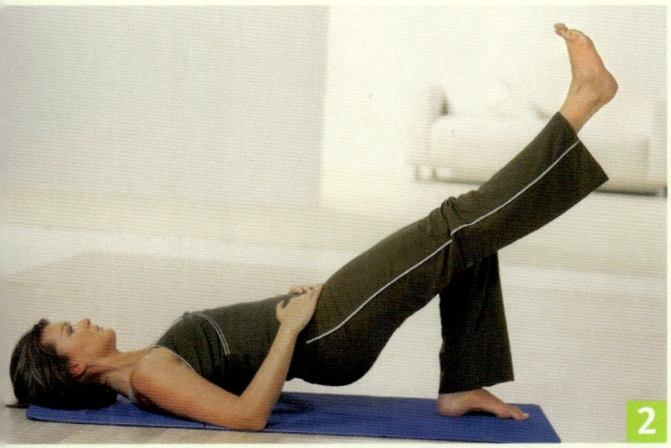

2

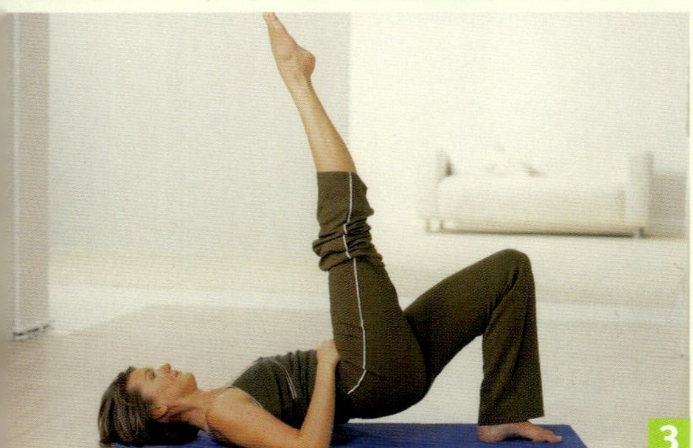

3

➤ Neutrale Position. Die Hände ruhen auf den Beckenschaufeln. Aktivieren Sie mit dem Ausatmen Ihr Powerhouse. Lassen Sie die Sitzbeinhöcker zueinander gehen, der Bauchnabel fällt zur Wirbelsäule, die Lendenwirbelsäule rollt in den Boden, das Becken hebt ab und Sie rollen die Wirbelsäule bis zur Mitte des Brustkorbs auf. [1]

➤ Geben Sie Ihr Gewicht auf den linken Fuß und strecken Sie das rechte Bein mit herausgeschobener Ferse auf Kniehöhe aus. [2]

➤ Atmen Sie ein und bringen Sie das gestreckte Bein mit gestrecktem Fuß zur Decke. [3]

➤ Atmen Sie aus und senken Sie das gestreckte Bein mit herausgeschobener Ferse auf Kniehöhe.

➤ Führen Sie die Bewegung langsam und präzise aus, atmen Sie entspannt. Halten Sie das Becken stabil auf einer Höhe. Setzen Sie den Fuß kontrolliert wieder auf und rollen Sie die Wirbelsäule wie eine Perlenkette wieder ab. Anschließend Seitenwechsel.

Shoulder Bridge

Wirkung

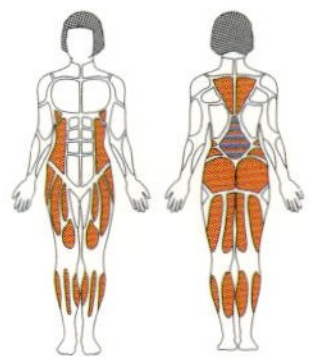

- *Kräftigt die Rumpf- und Beckenstabilisatoren sowie das Gesäß.*
- *Strafft Beine und Taille.*
- *Stärkt die Koordinationsfähigkeit.*
- *Mobilisiert und stabilisiert die Wirbelsäule.*

Dauer & Wiederholungszahl

- Heben und senken Sie das Bein jeweils zweimal, bevor Sie den Fuß wieder aufstellen. Abwechselnd auf jeder Seite zwei- bis dreimal.

Tipps zum Üben

- Sie dürfen nicht zu viel Gewicht auf dem Schultergürtel haben. Schieben Sie die Knie mit abgehobenem Becken nach unten heraus und beobachten Sie, ob der Druck im Nacken nachlässt. Tipp: Frauen können sich am BH-Verschluss orientieren. Er sollte noch fest auf dem Boden liegen.
- Arbeiten Sie mit der Vorstellung, Ihre Schambeinfuge sei an einem Marionettenfaden an der Decke aufgehängt. Sie sollte immer höher sein als der Rest des Beckens.
- Idealerweise trainieren Sie diese Übung in einer Abfolge mit dem »Rad« (Karte 29) und der »Dehnung der Gesäßmuskulatur« (Karte 27).

Wann ist Vorsicht geboten?

- Bei Nackenproblemen.
- Bei Bandscheibenproblemen.
- Bei Ischiasproblemen.

Varianten

- **Vorbereitende Übung:** »Wirbelsäule aufrollen« (Karte 21) und die »Shoulder Bridge« (Karte 13) bereiten Sie hervorragend auf die Originalübung vor.
- **So wird die Übung schwieriger:** Strecken Sie die Arme lang zur Decke aus.

Leg Pulls Down

Wirkung

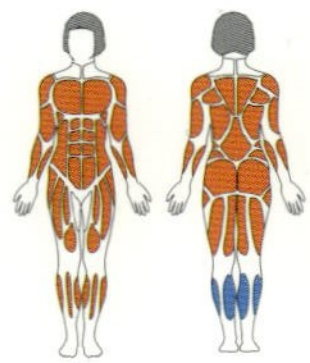

- *Kräftigt den gesamten Körper, den Rumpf ebenso wie Arme und Beine, das Gesäß, die Sprung- und die Handgelenke.*
- *Richtet die Wirbelsäule auf.*
- *Stabilisiert insbesondere die Lendenwirbelsäule.*

Dauer & Wiederholungszahl

- Abwechselnd auf jeder Seite zwei- bis viermal.

Tipps zum Üben

- Wichtig! Geben Sie so viel Gewicht wie möglich an Ihre Beine ab, diese sind wesentlich stärker als Ihr Schultergürtel und die Handgelenke. Drücken Sie sich also mit den Handgelenken hoch und leicht nach hinten. Das hebt die Wirbelsäule und entlastet die Handgelenke.
- Falls es in der Lendenwirbelsäule »piekst«, kippen Sie das Becken nach vorn, so als wollten Sie Ihren imaginären Schwanz einziehen.
- Ein bodentiefer Spiegel hilft bei der Kontrolle. Das Becken soll eine Linie mit Kopf und Füßen bilden. Lassen Sie nicht den Kopf hängen und schauen Sie auf keinen Fall Ihren Füßen hinterher, sondern führen Sie den Blick zwischen Ihren Händen hindurch.
- Ein leichter Druck mit den Händen in den Boden hilft, die Wirbelsäule aufrecht zu halten.

Wann ist Vorsicht geboten?

- Bei Knieproblemen.
- Bei Bandscheibenproblemen.
- Bei schwachen Handgelenken.

Variante

- **Vorbereitende Übungen:** Die »Leg Pulls« (Karte 9) und der »Torpedo« (Karte 10) bereiten Ihren Körper optimal auf die Originalübung vor.

Leg Pulls Down

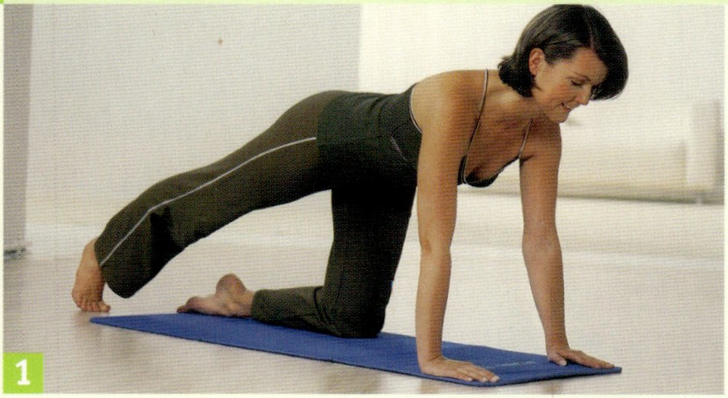

1

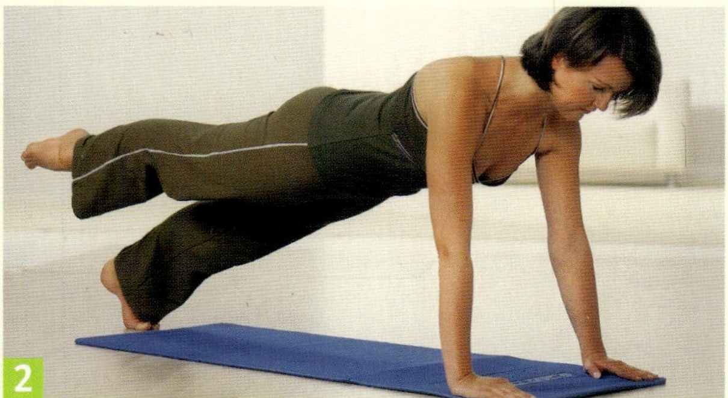

2

➤ Aktivieren Sie Ihr Powerhouse. Schieben Sie Ihren rechten Fuß am Boden entlang nach hinten heraus, bis sich das Bein streckt und Sie den Fuß aufstellen können. [1]

➤ Halten Sie Ihr Powerhouse fest und strecken Sie auch das linke Bein, sodass Sie sich in der Liegestützposition befinden. Das Powerhouse ist aktiv. Das Becken bildet eine Linie mit Schultern und Fußknöcheln.

➤ Heben Sie mit dem Einatmen das rechte Bein mit gestrecktem Fuß einige Zentimeter ab und schieben Sie mit dem Ausatmen die Ferse des linken Beins nach unten heraus. [2]

➤ Setzen Sie mit dem nächsten Einatmen den rechten Fuß kontrolliert wieder ab. Zwei- bis viermal wiederholen, dann Seitenwechsel.

➤ Begeben Sie sich in den Vierfüßlerstand. Die Arme sind schulterbreit, die Beine hüftbreit aufgestellt. Wirbelsäule und Nacken sind lang.

➤ Geben Sie einen leichten Druck auf die Handballen, sodass sich Ihre Arme und der Nacken strecken und die Wirbelsäule hebt.